自闭症诊疗现状及展望

宋　为　宋　耕　宋冬梅　编著

科学技术文献出版社
SCIENTIFIC AND TECHNICAL DOCUMENTATION PRESS
·北京·

图书在版编目（CIP）数据

自闭症诊疗现状及展望 / 宋为，宋耕，宋冬梅编著. —北京：科学技术文献出版社，2019. 4（2020.1重印）

ISBN 978-7-5189-5217-5

Ⅰ. ①自…　Ⅱ. ①宋…　②宋…　③宋…　Ⅲ. ①孤独症—诊疗　Ⅳ. ① R749.99

中国版本图书馆 CIP 数据核字（2019）第 026009 号

自闭症诊疗现状及展望

策划编辑：周国臻　　责任编辑：刘　亭　　责任校对：张吲哚　　责任出版：张志平

出 版 者　科学技术文献出版社
地　　址　北京市复兴路15号　邮编 100038
编 务 部　(010) 58882938，58882087（传真）
发 行 部　(010) 58882868，58882870（传真）
邮 购 部　(010) 58882873
官方网址　www.stdp.com.cn
发 行 者　科学技术文献出版社发行　全国各地新华书店经销
印 刷 者　北京虎彩文化传播有限公司
版　　次　2019 年 4 月第 1 版　2020 年 1 月第 4 次印刷
开　　本　710×1000　1/16
字　　数　148千
印　　张　9.25
书　　号　ISBN 978-7-5189-5217-5
定　　价　48.00元

序

真正的身体健康掌握在自己的手中……这比任何医学发现更为重要。

——路易斯·J. 伊格纳罗*

自闭症在全球范围内正在受到越来越广泛和深入的重视，这从自2007年起联合国设立了“世界自闭症日”即可得到体现。然而，自闭症又具有与其他许多疾病不同的特点。首先，这是一个累及中枢神经系统，但发病原因依然不明的疾病。研究观察表明，它既包含神经精神的紊乱，又包括神经病理的改变。其次，疾病的启程冗长，可以上溯至围产期，甚至更远。因此，对它的矫正就是一个全方位、长时程，从心理、生理等方面综合入手的方案。这不仅需要医疗机构的运作，也需要全社会的广泛参与。我们认为这也是联合国设立这一特殊纪念日的初衷，以期引起全社会的重视和参与。故本书所要面对的读者不仅仅是医护和科研人员，更重要的是与之有关的非医疗及非科研机构的工作人员；甚或具有一定阅读能力的自闭症患者。所以，本书从该病的发现史，到目前的科研、治疗及在社会中的现状皆做了较系统的阐述。具体到我国的实情，在该领域又与发达国家有相当大的差距。我国只是在改革开放后才正式提出此病的概念，尔后逐渐得到重视。而这远还不能与现实情况所匹配，因为由于经济水平的迅速提高，少子化现象的客观存在，当前对儿童身心健康的需求空前的强烈。本书即因应此大趋势，力争运用较通俗的语言对该病的复杂发病（包括发现史）及经探讨而逐渐完善的矫正手段做了详细的描述，图文并茂，以期给不同领域、层次的读者以深刻、直观的印象。由于囊括了现今该病科研和医疗领域的热点，故该书对相关的医务和科研工作者具有一定的指导意义。因为具有在疾病本身的叙述、矫治方案的规划等方面化繁为简、化难为易的特色，故该书对非医学背景的读者亦非不可逾越之鸿沟，具有较大的社会性意义。

本书具有如下与其他自闭症读物不同的特色：①论及本书的特色，不能不先提到本书著者的特点。本书的3位著者既是亲兄妹，又都是事业有成的医学专家，故在平时的交往中唯一不变的主题就是医学。因此，该书可以说集中了3人的智慧。其中，宋为教授（长兄）主要在国外长期从事神经发育障碍、神经变性疾患的研究，亦对专项营养品等颇有心得。因此，对自闭症的探索注入了许多新颖的思路。同时，针对自闭症是身心疾病的特点，在自闭症相关领域，第一次引入了宋耕教授（仲兄）创立的“生命完整疗愈体系”学说，从“有形”和“无形”结合的角度针对该病进行了探讨。运用该学说体系，对包括自闭症在内的疑难杂症已有了初步颇具疗效的临床实践。宋冬梅教授（小妹）更是疾病免疫、自由基科学等领域的“海归”大家，对于该病的科研与矫治等有着非常独到的精辟见解。②鉴于自闭症发现史的原因及诊断上的难度等因素，在该病的命名上存在相当程度的混乱。这给该病的辨识及施治带来很多困扰。本书在国内同类刊物中首次较详尽、系统、清晰地梳理了该病的命名思路。相信对于该病的科研及矫正皆有很大助益。③需要强调的一点是，本书的目的不是要编纂成有关自闭症的百科全书。因为在目前关于该病的读物纷杂的情况下，亦无此必要。本书的特点在于针对该病探索、施治的热点及焦点进行了重点阐述，并根据作者的自身体验提出了合理的独特思路和方向。

子曰“学而不思则罔，思而不学则殆”[1]。知识的汲取永远是需要经过从“学”到“思”才能转化为“己见”的过程，两者缺一不可，亦不可偏颇。这也是一个博众家之长，取其精华、去其糟粕的过程。成书本身对我们来讲，不是最终目的。而是希望借助此书，让读者检验我们“学”而“思”的结果。以期将书作为平台，通过与读者的交流来充实我们的知识财富，拓展我们的视野，深掘我们的思路，进而提升我们反哺社会的本领。从而为自闭症的矫治这一全球性的难题贡献微薄之力。

宋为、宋耕、宋冬梅

二〇一八年二月

加拿大蒙特利尔市

注释

*路易斯·J. 伊格纳罗（Louis J. Ignarro），意大利裔，1941 年出生于美国纽约。1966 年获美国明尼苏达大学药理学博士学位，1979—1985 年任图兰（Tulane）大学医学院药理学教授，1985 年至今任加州大学洛杉矶分校药理学教授、药学院院长等职。因发现一氧化氮（Nitro Oxide，NO）是机体产生的一种信号分子，能够舒张血管从而有利于血液循环，对心血管系统产生益处，而与其他两位学者共同分享了 1998 年的诺贝尔医学奖。他的这一研究促使了“伟哥”的研发，因此他又被称为“伟哥之父”。[2]

[1] 出自孔子的《为政》篇。该篇包括 24 章。主要内容涉及孔子“为政以德”的思想、如何谋求官职和从政为官的基本原则、学习与思考的关系、孔子本人学习和修养的过程、温故而知新的学习方法，以及对孝、悌等道德范畴的进一步阐述（百度百科．为政［EB/OL］. https：//baike. baidu. com/item/为政)。

[2] 百度百科．路易斯 J·伊格纳罗［EB/OL］. https：//baike. baidu. com/item/路易斯 J·伊格纳罗．

目　录

第一章　开启心灵之窗

科学的唯一目的是减轻人类生存的苦难，科学家应为大多数人着想。

——伽利略·伽利雷*

自18世纪初叶，人们就开始意识到存在一组特殊的异常行为学表现的儿童。他们突出的表现是孤立于社会交往之外，不与他人沟通。这即“自闭”一词的起源。以英文自闭症（autism）一词为例，“auto”前缀即“自我”之意；“ism”则为“症、病”之意。

从那时起到现在已经历了210多年的时间。随着人类不断的医学探索和随之而来的重视的加强，现如今，自闭症已经是个世界性的话题了。在2007年，一个由美国自闭症患儿家长发起的最大组织“自闭症声音”（Autism Speakers），联合来自盛产石油的海湾富国卡塔尔的代表，游说联合国设立“世界自闭症日”，以期由此唤起全球范围对该病的更加重视。当年12月18日的联合国第76次全体会议上，以所有联合国成员全票通过的方式决定把每年的4月2日设为“世界关注自闭症日”（World Autism Awareness Day，WAAD）。决定自2008年起，每年在全球范围内举办相关活动，以期促进下列目标的实现。①提高公众对自闭症的认识、接纳和支持；②鼓励在社会、机构和家庭层面采取措施，提高全民对自闭症儿童的认识；③强调注意早期诊断、恰当研究及干预等措施，有助于个体的成长和发展[1]。在我国经济飞速发展、人民生活水平及人文素质日益提高的今天，自闭症早已成为不仅患儿家长、医护人员，乃至全社会关注的话题。

如今关于自闭症的病因探讨及干预手段尝试，在全球范围内进行得如火如荼。这其中的参与者不仅包括了生物、医学、流行病学等直接专业领域的众多成员，也带动了许多从事社会科学、社区服务等众多人士的积极加入。

每每浏览该方面的（网络）内容，会有眼花缭乱、抓不住头绪的感觉。本章从笔者长期从事基础医学研究的角度，将这些纷繁内容进行了梳理，并加以笔者的观点综合，详述如下。

一、自闭症的定义及流行病学依据

（一）一般流行病学资料

自闭症又称孤独症，是一种较为严重的神经系统发育障碍性疾病。该病男女发病率差异显著，男性明显高于女性，例如，在我国男女患病率比例为(6～9)：1。关于因何男多于女，迄今只有基因学的研究证据可以对此加以解释。例如，加拿大多伦多病童医院的科学家斯蒂芬·谢勒（Stephen Scherer）领导的研究组就发现患有自闭症谱系障碍（Austic Spectrum Disorder，ADS）的男童，他们的X染色体上有一个基因（*PTCHD1*）发生突变。而其他上千个无自闭症的男孩则无此类似突变。携带相同突变的姐妹也不发病。这可以解释为男孩从母亲那儿继承一个X染色体，从父亲那儿继承一个Y染色体。因此，不像女孩具有另一条后备X染色体。所以，当X染色体有基因（如此例为*PTCHD1*）突变时，男孩因无另一等位基因的“保护”而发病[2]。

国外的调查显示，自闭症或自闭症相关疾病的发生率已较10年前大大增加。美国自1992年开始收集有关自闭症的数据，到2003年，被诊断为自闭症的儿童人数猛增了800%，现在在美国可能已达到每150名儿童中就有一人患病的比率（7‰）；每94个男孩中就有一个患自闭症（10.6‰）。根据流行病学资料估计，全球有约5200万人患有自闭症，占到全球儿童总人口的1%～2%[3]。而在14年前每10万个儿童才有一个患自闭症（0.01‰）。当然这种“增加”，目前还不能排除是随着科学技术的发展，人们对其的认识的增加，从而导致发现病例增多的缘故。但一系列的研究观察发现，(后）工业化社会所导致的日益增多的环境、食物等的严重污染（包括农药等)，围产期异常影响精神的因素等可促使该病的发生，却是不争的事实。

自闭症患者临床表现呈多样性。70%的儿童自闭症患者伴有智力低下，20%则智力基本正常，5%～10%甚或智力超常。有些自闭症的孩子会出现自伤、自残的行为，轻度的有反复挖鼻孔、咬唇、抠嘴、吸吮等动作。严重的会划伤自己的身体，自伤，更严重的会出现癫痫。实际上，鉴于自闭症的

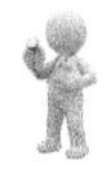

症状表现存在很大的不均质性，因此关于它的命名长期存在比较大的混乱，关于这点会在以后的章节里单独加以讨论。而本章中所论及的“自闭症”，如无例外，则皆指广义上的“自闭症”，亦即“自闭症谱系障碍”。

由于自闭症患儿存在融入社会的障碍，因此在生活、教育，以至于治疗，甚至于成年后的升学、就业等方面皆需采取异于非自闭症者的对策并与之相对应的强化财政支出。所以，自闭症会给患者家庭和社会带来严重的经济问题。这在欧美发达国家已有调查分析证实。例如，英国的一项研究显示[4]，平均每个自闭症患者的终身费用（直接和间接）可达 150 万英镑，而无智障个人则仅需 92 万英镑。而另一项瑞典的调查所提供的数据表明[5]，每年社会用于每个该病患儿的支出超过了 5 万美元；患儿父母每年需平均占用 1000 小时来照顾患儿。美国的统计结果也显示出该方面需用巨额财政支出，因为平均每个自闭症儿童一生的护理费用超过 320 万美元，全国的年花费超过 350 亿美元[6]。我国对自闭症的认识起步晚，包括类似的社会成本等方面，迄今尚无权威性的翔实可靠大数据公布。但一项初步的调查亦显示，相比于正常儿童，自闭症儿童每年的抚养负担（19 582. 4 元）明显高于残疾儿童（16 410. 1 元）和精神残疾儿童（6391. 0 元）[7]。随着社会进步及与国际的接轨，相信会有更多类似的调查分析问世。

（二）我国的流行病学概况

由于我国国情的特殊性，对于自闭症的认识应是在改革开放之后才真正受到重视。相较于西方社会早于 20 世纪 40 年代前期即开始有了对于自闭症的按现代标准的描述；50 年代初期即已引起相当规模的社会注意，我国对于自闭症的研究则晚于 80 年代初才启动，其以 1982 年南京儿童心理卫生研究所陶国泰教授在《中华神经精神科杂志》上发表的《婴儿自闭症的诊断和归属问题》一文为标志。这位被国内外同行誉为“中国儿童精神医学之父”[8]的学者在该文中，第一次报道了中国内地发现并确诊的 4 例儿童自闭症[9]。自此后的 35 年间，我国自闭症患者群体数量也日渐庞大，据 2014 年由中国教育学会家庭教育专业委员会自闭症研究指导中心等机构共同发布的《中国自闭症儿童发展状况报告》显示，2014 年中国的自闭症患者便可能已经超过 1000 万，每 100 位儿童中就有一个自闭症患者（10‰）[10]。这一增长的庞大人口数字，一方面反映出是源于我国庞大的人口基数；另一方面也拜国家在拨乱反正之后，更加重视下一代健康的基本国策和越来越富裕的家庭投注更多精（财）力于孩儿智健所赐。今天，自闭症的研究和矫治正在得到全社会的认可、理解和支持。诸如研究文章的激增（特别是反映在网络上有关此信息量的“爆炸”）、官方和民营有关机构如雨后春笋般的涌现等，都是很好的例证。因此，也不难理解，基于我国的上述存在的大批罹患此症的儿童，加之社会的关注和家长的迫切心情，经济上的“巨大”投入可想而知。

二、自闭症的病因

引起自闭症的原因还不完全清楚，但迄今为止的研究表明，某些危险因素可能与自闭症的发病密切相关。引起自闭症的危险因素可以主要归纳为：遗传、感染与免疫和孕期理化因子刺激。

（一）遗传因素

遗传因素异常显著存在于自闭症患者之中。在一项汇聚了 7 个独立的双生子研究的荟萃分析（meta-analysis）中显示，自闭症在单卵双生子中的共患病率高达 64%～91%，而异卵双生子则未见明显的共患病情况[11]。而该病在兄弟姊妹之间也存在 4.5% 左右的再患病率[12]。这些现象提示自闭症存在遗传倾向性。

机体内的基本遗传物质是携带碱基的脱氧核糖核酸（deoxyribonucleic acid，DNA），其在细胞核内组成染色质（chromatin），在组蛋白（histone）等核蛋白的参与下构成 DNA 双链的三维立体结构。在自闭症的遗传学研究中发现，这个立体结构的各个组分皆可发生异常。关于此会在以后的章节中专门详细加以讨论。在本章中简要概述如下。

1. 染色体异常

染色体的检查早于更精细的基因检测技术，如脱氧核糖核酸（DNA）测序技术等。因此，其揭示的通常是较大的结构异常，如染色体的断裂，片段的缺失、重复等。研究显示，相当数量的自闭症个体中存在某些染色体的异常。目前，已知的相关染色体有 7q、22q13、2q37、18q、Xp。其中，根据染色体命名原则[13]，起始的数字是染色体的编号；紧随其后的是代表染色体长臂（q）及短臂（p）的字母；再后的依次为长（短）臂上的“区”“带”及“次带”。例如，22q13 是指 22 号染色体长臂的 1 区 3 带。某些性染色体（数目/结构）异常也会出现自闭症的表现。如 47、XYY 及 45、

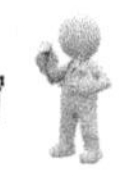

X/46、XY 嵌合体等。其中，数字“47”是指染色体的总数。正常人体为 22 对常染色体和一对性染色体。因此，染色体总数应为 23 对共 46 条。“47、XYY”是指多出了一条 Y 染色体。“45、X/46、XY”是指染色体核型中既有正常核型（46、XY）亦有少一条性染色体的异常核型（45、X），形成了两种核型的“嵌合体”。较常见的表现出自闭症症状的染色体病有 4 种：脆性 X 染色体综合征、结节性硬化症、15q 双倍体和苯丙酮尿症。

2. 基因表达异常

随着基因检测技术的发展（如“深度测序”，deep sequencing）和分析手段（如“全基因组相关研究”，genome wide associated study，GWAS）的进步，每年均有新的关于自闭症候选基因的报道。已报道的自闭症候选基因有 *Clock*，*PRKCB1*、*CNTN4*，*CNTCAP2*、*immunogenes*（如 *C4B*）、*STK39*、*MAOA*、*CSMD3*、*DRD1*、*NRXN1*、*SHANK3*、*SLC25A12*、*JARID1C*（*KDM5C*）、*PAX6*、*HOXA1*。另有研究报道，在汉族自闭症患者中，*NRP2* 基因存在遗传多态性[14]。这些基因的信息详见表 1–1。

表 1–1　自闭症相关基因

基因名简称（英文）	基因名全称（英文）	基因名全称（中文）	隶属家族或功能分类	编码蛋白功能	与自闭症的关系
Clock	Clock Circadian Regulator	时钟昼夜调节器	生物钟基因；为转录调节因子	中枢生物钟调节作用的关键蛋白之一	该基因的突变仅发生在伴有睡眠障碍的自闭症谱系障碍个体上[15]
PRKCB1	Protein Kinase C Beta	蛋白激酶 C（β）	丝/苏氨酸蛋白激酶	参与多项细胞信号通路的传导	超过 30% 的自闭症患者大脑该基因和蛋白的表达显著减少，可能是异常免疫反应的负反馈[16]

续表

基因名简称（英文）	基因名全称（英文）	基因名全称（中文）	隶属家族或功能分类	编码蛋白功能	与自闭症的关系
CNTN4	Contactin 4	接触蛋白4	接触（免疫球）蛋白	神经轴索相关的细胞黏着分子。参与神经网络的形成和神经可塑性调节	相当比例的自闭症患者有该基因的破坏性突变[17]。目前倾向于列其为自闭症易感基因
CNTCAP2	Contactin Associated Protein Like 2	触觉素相关蛋白样分子2	轴突蛋白	神经系统的细胞黏着分子和受体	是最常报道的在自闭症个体中具有相同突变体的基因之一[18]
STK39	Serine/Threonine Kinase 39	丝/苏氨酸激酶39	丝/苏氨酸蛋白激酶	参与细胞（缺氧）压力反应，导致一些氯离子通道蛋白活化（磷酸化）	该基因的多态性与自闭症高度相关[19]
MAOA	Monoamine Oxidase A	单胺氧化酶A	线粒体（外膜）氧化脱氨酶	线粒体酶对神经递质的氨基酸起氧化去氨的酶解作用	该酶活性在自闭症儿童降低，可能是导致五羟色胺释放增加的原因[20]
CSMD3	CUB and Sushi Multiple Domains Protein	CUB和Sushi多域蛋白	大分子、多聚体跨（细胞）膜蛋白	诱导神经突触的分支形成	该基因位于自闭症患者的染色体断裂区，故可能是自闭症易感基因[21]

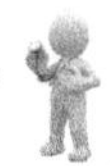

续表

基因名简称（英文）	基因名全称（英文）	基因名全称（中文）	隶属家族或功能分类	编码蛋白功能	与自闭症的关系
DRD1	Dopamine Receptor D_1	多巴胺 D_1 受体	中枢神经系统多巴胺受体	多巴胺受体亚型。激活腺苷酸环化酶和环磷酸腺苷依赖蛋白激酶。调节神经生长和发育；介导行为学反应。制约 D_2 介导的活动等	该基因的多态性与自闭症高度相关[22]
NRXN1	neurexin 1	轴突蛋白 1	轴突蛋白	隶属轴突蛋白家族，是位于轴突表面的受体，与突触细胞黏附分子结合，形成钙依赖性复合物。这种突触接触是神经突触传导有效进行的保证	该基因是较公认的自闭症易感基因，它的突变与自闭症高度相关[23]
SLC25A12	Solute Carrier Family 25 Member 12	第 25 溶质载体家族第 12 成员	线粒体（钙结合）载体蛋白	功能与线粒体内膜天冬氨酸与谷氨酸的交换有关	该基因的多态性与自闭症高度相关[24]

续表

基因名简称（英文）	基因名全称（英文）	基因名全称（中文）	隶属家族或功能分类	编码蛋白功能	与自闭症的关系
JARID1C（*KDM5C*）	Lysine Demethylase 5C	赖氨酸脱甲基酶5C	赖氨酸脱甲基酶	为组蛋白特异的去甲基化酶，调节转录及决定染色质构型	动物模型及临床观察皆证实，其的突变可导致蛋白质稳定性下降及去甲基化活性降低，故称为“智障基因”[25]
PAX6	Paired Box 6	配对框蛋白6	转录调节因子	这是一个带有同源异型框区和配对簇区的DNA结合蛋白，起转录因子的作用	在自闭症患者中发现该基因的反义突变[26]
*NRP2**	Neuropilin 2	神经毡蛋白2	神经毡（受体）蛋白	血管发育、导引轴突形成、生瘤	该基因的多态性与自闭症高度相关[27]
C4B	Complement Component 4B	补体成分4B	免疫原性基因	诱发体液或细胞免疫反应	该基因的缺陷与自闭症高度相关[28]
HOXA1	Homeobox A1	同源异形基因A集群	同源异形基因家族	为转录因子，在胚胎期表达，调节机体的形态发生、分化等	*HOXA1*基因在自闭症谱系障碍时，发现显著异型性，因此将其归为自闭症易感基因[29]

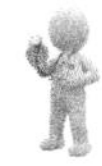

但是像其他神经发育障碍性疾病（如精神分裂症，注意力缺陷/多动障碍等）一样，繁多的候选基因提示了自闭症是一种多基因遗传病，即自闭症可能是在一定的遗传倾向性下，由环境致病因子诱发的疾病。因此，后天致病因素之去除尤显重要。

（二）感染与免疫因素

经过大量临床观察及实验研究分析，目前倾向于认为，孕期各种病原微生物感染及由此引发的免疫系统之异常，是自闭症的主要“埋伏”致病因素。早在20世纪70年代末就有研究发现，孕妇感染病毒后，产子罹患自闭症的概率增大。后来的多个研究，无论是采用动物模型，或是临床数据分析均提示，孕期感染与自闭症发生可能有一定的关系。目前已知的相关病原体有：风疹病毒、巨细胞病毒、水痘——带状疱疹病毒、单纯疱疹病毒、梅毒螺旋体和弓形虫等。这些病原微生物作为抗原，可激活母体的免疫系统产生抗体和淋巴因子，后者可经胎盘进入胎儿体内，与胎儿正在发育的神经系统发生交叉免疫反应，干扰了神经系统的正常发育，从而导致了自闭症的发生。

孕体所受感染路径包括呼吸道，如流行性感冒、各种病原体肺炎等；消化道，如痢疾、肠炎、肠道菌群失调等；泌尿生殖道，如泌尿系统感染、不洁性生活等。其中，动物实验已经证实了经由肠道的病原体感染，导致肠壁免疫T淋巴细胞激活，释放大量白细胞介素17a（interlukin-17a，IL-17a）。IL-17a经由肠壁血管进入母体血液及循环至胎儿体内，引起胎儿神经和外周免疫改变[30]，也就由此埋下了自闭症的“祸根”。感染模型小鼠的大脑主要体感皮质区域（dysgranular zone of the primary somatosensory cortex，S1DZ）出现异常病理变化，即该免疫、炎性介素攻击中枢神经，导致其受损的病理依据。神经行为学实验亦证实，S1DZ是介导暴露于母亲免疫激活下后代行为异常的神经网络主要调节点[31]。

（三）孕期理化因子刺激

孕期母体所处环境之异常，如社会上的战乱，自然灾害等，或自身如吸食毒品等，皆易致宫内环境失衡，使后代易患自闭症。而这正是临床及动物实验所证实的。例如，受孕早期孕妇若有沙立度胺和丙戊酸盐类抗癫痫类药物的用药史及酗酒等，就有可能导致子代患自闭症的概率增加。根据这些研究，对怀孕12天半的大鼠一次性高剂量腹腔注射丙戊酸（valproic acid）钠溶液（500～600 mg/kg 体重），其子代鼠表现出类似自闭症的行为学表现[32]。还有研究发现，孕期遭受冷冻的刺激，其后果也是会体现在后代之中的。如对孕鼠进行反复冷冻刺激，其子代会表现出异常的神经行为学变化和情绪表现[33]。

三、自闭症的治疗、科研规划

（一）自闭症治疗原则

自闭症没有特效药物治疗，因此两个原则尤显重要。①早期发现，早期治疗。早期诊断、早期干预可以有效改善自闭症的预后，治疗年龄越早，改善程度越明显。②坚持以非药物治疗为主，药物治疗为辅，两者相互促进的综合化治疗培训方案。

（二）治疗与科研并举

自闭症的预防和治疗主要针对该病的发病因素进行，坚守早期发现，早期治疗，以及非药物治疗为主的原则。科研亦是围绕着上述治疗主线，力图解决治疗过程中遇到的瓶颈。

1. 针对遗传因素之对策

加强对有生育需求的适龄夫妇，孕产妇及配偶的基因筛查（如染色体形态的检测），配合以其后有针对性的重点基因检测及风险评估（如候选易感基因的检测）。

2. 针对感染与免疫因素之对策

感染因素的存在与免疫系统之异常可划分为两个阶段：出生前（胎儿发育）时期及出生后（婴幼儿生长发育）时期。针对不同时期的不同特点，采取有针对性的不同对策。

（1）出生前时期

出生前时期之病理：涉及一个重要问题——胎儿免疫力从哪来？此时期胚体与母体密不可分的关联是问题的关键，详述如下。

其一，从母体来——被动免疫力：

胎儿身处子宫中，其发育在很大程度上取决于宫内环境，胎儿免疫力的获取同样如此，胎儿免疫力主要来自母体。具体来说，母体中5种免疫球蛋

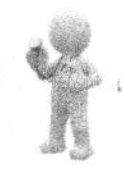

白（immunoglobin，Ig）（即 IgG，IgA，IgE，IgM，IgD）中的“IgG”，可以透过胎盘进入胚体，使胎儿获得一些抗体，让胎儿拥有一定的抵抗病毒干扰的能力。这种“被动免疫”会随着孕期的推移而得到强化，即，胎宝宝发育得越完全，他吸收母体免疫球蛋白的能力就越强，吸收的抗体也就越多，免疫功能也就越成熟。来自母体的免疫力，大概在产后一年内，才能逐渐被胎宝宝自身的免疫功能所取代。

其二，从自身来——主动免疫力：

研究结果已证实，胎儿自身具有主动的免疫力，具体来说，随着胎儿免疫系统的发展和分化，胎儿可以主动对母体中的过敏原、病毒、细菌产生免疫力，胎儿通过这种“主动免疫”，获得自身的免疫记忆。

胎儿从孕 2 个月开始，他们的机体免疫系统就开始发展和分化，经过 10 个月的发育之后，机体对病毒、细菌产生一定的免疫记忆，这种免疫记忆可以在一定程度上帮助胎儿建立早期免疫系统。

一言以蔽之，胎儿免疫系统之功能，无论是以接受母体抗体来实现的被动免疫，还是在宫体环境中发育并逐渐接收外来刺激信号之主动免疫，皆与母体大环境密不可分。故孕体之非健康环境是导致胎儿免疫系统功能异常，出生后易发自闭症之重要原因。母体对胎体免疫系统的不良影响主要取决于孕妇免疫力的异常强或弱，循以上两条路径介入。一方面，孕妇免疫能力过强：如果孕妇患有慢性疾病，特别是子宫内膜炎、附件炎等，或其他孕期病原微生物的袭扰，将会使体内的免疫功能过于敏感和强大，借被动免疫方式把胚胎组织当作致病菌持续不断地发动进攻，导致胚胎发育障碍甚或无法存活。因胚体发育之迟滞，从而胎儿及出生后之主动免疫不能有效建立，因而感染更易发生而致神经系统发育及代谢障碍，诱发自闭症。另一方面，孕妇免疫力低下：从而不能有效提供胎儿被动免疫所需之抗体，导致胎体极易受到致病因子侵袭，而严重影响神经发育及主动免疫之发展，易发自闭症。

出生前时期之治疗与科研：此时期因应母体之重要，目标人群应定位于育龄女性，根据免疫状态强弱施用不同方案。在这方面，可以采取与当地妇幼保健及妇产医院横向联合的形式。

孕妇免疫能力过强怎么办？

首先，怀孕前就要积极检查和治疗。育龄女性，特别是罹患妇科疾病者在备孕期间就要做炎症及免疫状况的重点筛查，以检查是否存在过度免疫现象，若是存在这样的情况的话应该积极进行治疗之后再怀孕，这样才能保证孕后胎宝宝的正常稳定发育。要积极重视怀孕后每次孕检。按时定期进行身体检查可及时了解孕妇身体状况及胎儿发育情况，发现问题可得到及时治疗。其次，坚持科学合理的饮食及营养成分的配置。饮食科学合理，尤其是要避免刺激性食物的摄入，防止因为身体刺激而激发免疫系统，可以多选择蔬菜水果这样刺激小的食物。还要注意矿物质和微量元素的补充。不少天然成分富含合理而且有效的抗、消炎成分［如姜黄（turmeric）、薄荷（mint）等］。恒持摄入可健体消炎，同时可避免药物带来的不良反应。根据已掌握的可靠渠道来源，可采用高品质、效果佳的天然、综合营养补充剂。其中特别均衡配置了微量元素、综合矿物质及复合维生素（vitamin，Vit）族。以期同时收到防炎、消炎和综合调整免疫系统功能状态之功效。

孕妇免疫力低怎么办?

首先，注意营养成分的科学调配。营养的合理摄入，特别是具有免疫调节功能的蛋白质、维生素和一些微量元素可以增强免疫力。蛋白质是准妈妈免疫系统防御功能的物质基础，缺乏蛋白质就会影响免疫细胞和抗体的形成，导致机体抗病能力减退，让疾病有机可乘。维生素 A、维生素 C、维生素 E、泛酸（pantothenic acid，亦称维生素 B_5）、核黄素（riboflavin，亦称维生素 B_2）、叶酸（folate，亦称维生素 B_9）和牛磺酸（taurine，亦称 2 - 氨基乙磺酸、牛黄酸、牛胆酸、牛胆素）都是准妈妈维持正常生理功能所必需的营养素，它们的缺乏也会导致免疫力功能的降低。铜、铁、锌等必需微量元素与免疫功能也是密不可分的，准妈妈如果缺乏这些元素，就会抑制免疫机能，机体感染的发生率也会随之升高。在这里特别推介海内外兴起并渐为主流的营养代餐方式。

其次，注重胃肠道功能的调理。人体 75% 的免疫细胞驻留在消化系统中；80% 的疾病与消化系统有关；体内 80% 的毒素是肠源性的；35% 的癌症与饮食不当有关；管理好消化系统至少能杜绝 50% 以上的疾病的发生。这几个简单的数字折射出了消化道相对于机体是何等之重要。有研究佐证肠道细菌或可改变肠道和大脑的功能。最新发表于顶级科研杂志 *Science Translational Medicine* 的研究报告中[34]，来自加拿大麦克马斯特大学的研究人员发现，肠道中的细菌或许能够影响肠道易激综合征（irritable bowel syndrome，IBS）患者机体肠道和行为的症状，为开发微生物定向疗法提供了新的思路和见解。肠道易激综合征是一种常见的胃肠道疾病，其会影响机体的大肠组织，而患者也会遭受腹痛及排便习惯的改变，如腹泻和便秘等，尤为

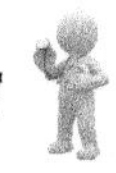

重要的是患者还可能会伴随出现神经系统的症状，如慢性焦虑和抑郁症等。当前的疗法目的就是改善患者的症状，但患者的病因并不清楚，所以这些疗法的疗效显得非常有限。该文探讨了是否发生腹泻的IBS患者机体的粪便微生物能够影响受体小鼠机体的肠道和大脑功能，利用粪便移植，研究人员将IBS患者（焦虑或者非焦虑患者）机体的微生物群落转移到了无菌小鼠机体中，随后研究者发现，相比接受健康个体微生物的小鼠而言，接受IBS患者机体中微生物的小鼠慢慢会表现出肠道功能和神经行为的改变。

消化道菌群的失调，产毒菌大量繁殖，益生菌（probiotics）生长受抑，具体到育龄妇女及孕产妇，胃肠道的功能异常可导致毒素经胃肠大量吸收入血，致机体大环境呈酸性状态，细胞代谢异常，导致机体受孕环境或胎儿微环境恶劣，增加子代罹患自闭症概率。

机体大量毒素的潴留亦是削弱免疫系统，致免疫状态低下的重要因素。因此采用专项营养补充，调理胃肠功能的方式，可以起到改善机体大环境、增强机体免疫力的综合效应。①营养奶昔的食用：高品质营养代佐餐奶昔采用了全面综合配方，从多角度入手，全面综合提升母、胎体的健康状态。其中以高质乳清蛋白（whey protein）为主体。乳清蛋白富含人体所有必需氨基酸及高比例支链氨基酸。前者为生物体新陈代谢所必需；后者为肌肉蛋白之主要构成成分，为强肌腱体的必要组成。乳清蛋白还是低乳糖结合蛋白、低升糖指数蛋白。避免了糖过量摄入而致机体代谢失衡，脂肪及毒素蓄积。乳清蛋白富含谷氨酰胺（glutamine），是在人体特别是中枢神经系统发挥重要功能的抗氧化物谷胱甘肽（glutathione）的前体，为清除毒物，维护正常机体微环境的关键物质。尤为重要的是，乳清蛋白含有增强免疫系统及代谢功能的β-乳球蛋白（β-lactoglobulin）、α-乳白蛋白（α-lactal albumin）、免疫球蛋白及乳铁蛋白（lactoferrin）等重要成分。乳清蛋白仅占牛乳蛋白成分不到20%，极其宝贵。营养奶昔所采用的乳清蛋白来自在无污染环境中纯天然放养之奶牛及自然哺乳期之泌乳，因此无含抗生素和激素之虑。低温浓缩纯化工艺为得到高质无变性之乳清蛋白提供了保证。此外，奶昔中还科学配置了机体所必需之综合矿物质、复合维生素；促进肠道消化吸收功能之多种酵素和益生菌生长之益生质；清除胃肠道毒物、通肠利便之纤维素。无人工添加增味剂、甜味剂及色素、反式脂肪酸等。高品质营养奶昔不含麸质，避免了一些个体因其不能完全消化，而损伤胃肠或经消化道吸收入血，引发自身免疫性问题。②排毒专项营养品的使用：对不同需求之人群，需采取专项针对性方案。a. 对于适育龄夫妇并有计划受孕之要求者，夫妻双方都可适用。以期达到精、卵子质量及受孕环境皆佳状态。具体实施为：在食用奶昔增强机体营养状态的基础上，进行强有力、深层次细胞排毒。具排毒功效之产品是以草本植物为主要成分，科学配制而成。避免了药物惯常有的毒副反应。各专项成分分别具有舒缓胃肠［如芦荟（aloe）等］、护肝（如姜黄等）、抗氧化［如白藜芦醇（resveratrol）等］、抗压［如适应原（adaptogen）等］功效。b. 对于孕期妇女则宜采用具有温和排毒功效的同时含有综合营养、抗氧化、抗压等作用的复合制剂。对此已有无数成功案例予以了有利证明。③改善睡眠状况：良好的身体状态与充足的睡眠息息相关。睡眠不足就会导致体内的 T 淋巴细胞和巨噬细胞数量减少，削弱免疫系统，患病的概率就会增加。关于睡眠的改善，需要说明 3 点：a. 上述奶昔加排毒的调理，矫正机体营养代谢状态，睡眠状况会随之好转；b. 对于顽固性睡眠不好者，亦可配合一些专项改善睡眠之营养产品，如褪黑激素（melatonin）合剂等；c. 对于孕妇则以食疗为主。④运动：无论是有生育要求的夫妇，还是孕妇，提倡每天要进行适量运动。很多人都认为孕妇运动对胎儿不利，但是运动胜过所有的药物，是人体增强免疫力的有效方式之一。当机体处于运动状态时，免疫细胞分泌干扰素的量比平时增加一倍以上。虽然准妈妈隆起的腹部影响了剧烈活动，但还可以选择散步、孕妇操等较轻微的种类，每天坚持一小会儿，持续 12 周后，不仅免疫细胞数目会增加，免疫力增强，还有利于顺利分娩。适度运动可使人体免疫球蛋白提高 14%，从而提高人体免疫力，利于母婴健康，并且适度运动也利于自然分娩。对于适用于运动人群的营养奶昔，则含有更高比例的乳清蛋白，因其高比例的支链氨基酸含量，更有助于增强肌肉，消除运动后疲劳。

（2）出生后时期

此时期大致可分为两个阶段：新生儿及婴儿期，幼儿及儿童期。每个时期均有其不同的生长特点：①相对于胎儿而言，新生儿具有以下之异同：从母体相对封闭的生长环境（宫体）来到了与成人一样的大环境中视为异，但同时亦通过吸食母乳与母体仍维系紧密联系视为同。而相较于成人而言，虽暴露于相同的环境之中，但身体各个系统仍处于生长发育阶段，且通过母乳接受母体的营养物质及抗体等则为最大的异。因此，此时期最主要对策仍为强调母体健康为主，采用综合营养奶昔加抗氧化、抗压及温和排毒的方法，以促进母体之健康，保证为哺育婴儿提供充足必需养分。对婴儿则根据

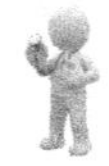

一些个体营养不均衡的情况，适当补充配方奶。②进入幼儿、儿童期，机体之营养摄取主要依靠自身消化系统。所以该时期之主要对策为针对患儿本身，并从三方面入手加以调理。其一，营养成分的合理调配：在平衡膳食的基础上，采用儿童适用之营养奶昔产品，供给机体发育充足之养分。其二，胃肠功能的调理：大部分的医生与科学家都忽略了一个事实，就是高达95%的自闭症儿童都有肠道的问题。如前所述，胃肠功能失调，毒素入血，进入中枢，削弱免疫系统，迟滞神经系统之发育。因此要使用营养奶昔加适用于儿童之专项产品，以特别补充复合消化酶类、益生菌（质）、抗氧化、膳食纤维等成分。其三，改善睡眠：睡眠对于机体各个系统，尤其中枢神经系统之发育尤为重要。改善患儿睡眠状况，提高睡眠质量甚为关键。而营养不均衡，特别是生长发育过程中起关键作用之微量元素和维生素等的缺乏亦是导致患儿睡眠质量低劣的重要因素。这些皆有研究佐证。如相关分析表明，神经传导活动中重要辅酶维生素 B_6，以及与神经活动中重要酶活性有关的镁元素的缺乏，皆与自闭症的发生密切相关；而儿童缺钙会影响到睡眠已是不争的事实。针对自闭症的研究表明，补充这些所缺乏物质，可有效改善患儿睡眠，矫正自闭症。以上 3 个方面，环环相扣，密切相关。针对其一环的改变，其他两环必受益。如若三管齐下，则会收到彻底改善之效果。

3. 针对孕期理化因子刺激之对策

笔者多年从事该领域的研究，积累了比较多的经验和体会。这里实际涉及了“孕期（或围产期）异常病理压力模型”这一概念。其中，既包括了上面所提到的病原微生物侵袭所致胎儿炎症、免疫系统异常；亦包括在此述及的理化刺激因素引起的胚胎发育异常，致出生后罹患神经发育障碍性疾患概率增高。比较广泛的定义范围应包括除病原微生物侵袭之外的所有异常因素。概括如下：①神经精神因素：母体在受孕与怀孕期间所遇到的一切影响神经精神的问题，如家庭之变故（夫妻矛盾、离婚、丧夫、失业等）或社会自然环境之动荡（战争、动乱、自然灾害等）。②非精神神经因素：是指母体存在比较明确的理化刺激因素，轻者如孕妇处于严寒、酷暑等非人体舒适环境中；重者如吸食毒品、酗酒、服用的一些药品的毒副反应等。

根据机理的研究，母体的压力（maternal stress）可循以下途径作用于胎儿：①下丘脑－垂体－肾上腺轴学说：正常情况下，母体有比例的输送糖皮质激素给胎儿来应对其环境中的不利因素，当环境异常刺激加剧时，母体会输送更多的压力激素给胎体，使胎体能对潜在的危险环境加以“警觉”

和规避，以便为应对更恶劣的环境做准备。但是如母体持续暴露于严重压力环境之中，则后代的下丘脑－垂体－肾上腺轴会发育形成病理性过度反应性的终身回路，使其自身的压力激素生成水平升高。②氧化应激：自由基(free radicals)，化学上也称为“游离基”，是含有一个不成对电子的原子或原子团。由于原子形成分子时，化学键中电子必须成对出现，因此自由基就到处夺取其他物质的一个电子，使自己形成稳定的物质。生物体系主要遇到的是氧自由基，如超氧阴离子自由基、羟自由基、脂氧自由基、二氧化氮和一氧化氮自由基。加上过氧化氢、单线态氧和臭氧，统称活性氧。体内活性氧自由基具有一定的功能，如免疫和信号传导过程。但过多的活性氧自由基就会有破坏行为，导致人体正常细胞和组织的损坏，从而引发各种疾病。由于内源性和（或）外源性刺激使机体代谢异常而产生大量活性氧自由基，或机体抗氧化物质不足，氧化剂/抗氧化剂动态平衡失衡，使机体处于氧化应激状态，导致DNA、脂质及蛋白质的氧化损伤，进一步引起细胞死亡和组织损伤。学者发现自闭症患儿血液中的氧自由基伤害指数是健康对照组儿童的两倍以上。尤为需要指出的是机体众多组分在面对氧自由基的强大伤害作用时，其中不饱和脂肪几乎没有抵抗力，而大脑正是该类脂肪大量集中的区域，同时也是氧化反应最为激烈的人体器官，因此，大脑也最容易受到氧化应激伤害。为了避免人体和大脑遭受代谢火焰的袭击，要用抗氧化剂来熄灭发生在人体内的火灾。

针对理化刺激因素所致的自闭症，其矫正策略亦循针对前述炎症、免疫异常因素之路径，分为出生期前后。但侧重点则为抗压、抗氧化（清除氧自由基），现分述如下。

（1）出生前时期

正如前述，在一个生命出现之前，要营造一个健康的受孕环境；而在其降生之前，要营造一个健康的母体环境。具体方向为：①去除或避免环境中的压力因素，选择在相对轻松的时机（环境下）受孕和育胎。②一个健康平衡的机（母）体是对抗环境不利因素的物质基础。因此，合理地调配饮食；辅以富含抗压、抗氧化成分（功效）的营养补充剂；调理胃肠道功能，改善睡眠；坚持适量运动。

（2）出生后时期

此时期的方针仍然是要循两个阶段实施，即新生儿及婴儿期，幼儿及儿童期，因为如前述每个时期皆有其不同的生长特点。

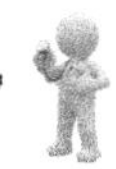

新生儿及婴儿期：应以母乳喂养为主，外加补充营养为辅的特点，重点放在调整哺乳期妇女机体健康上（具体方向见上述4点），以保证母体可输送足够的养分及免疫物质给孩儿。对于母体状况较差，不能充分补充孩儿需要的情况，可喜的是，目前已成功开发出了适合0～2周岁的儿童使用的益生菌冲剂、抗氧化综合营养补充剂等。新生（婴）儿胃肠道功能低下是导致毒素潴留和吸收、代谢障碍、氧自由基升高，睡眠障碍，从而严重影响神经发育的重要原因。故调整胃肠加抗氧化及营养纠偏可有效地确保婴儿的正常发育需求。

幼儿及儿童期：此时通常是自闭症表现的显现时期，而且孩儿的营养补充是以自己摄入为主，因此也是矫正自闭症的强力实施时期。因该期仍是机体的迅速发育时期，故此时采取正确措施，对胎期由于母体存在的种种异常（炎症、免疫、理化等）因素的刺激导致的异常皆有强力纠偏作用。具体措施如下。

1）饮食干预

清洁饮食是第一步。避免食入人工合成的食品添加剂和调味料、过量的糖及深加工的碳水化合物等。还要特别注意一些儿童对某些食物成分（如麸质、牛乳中的某些成分等）过敏的情况。

麸质：亦称为麸质（glutin）蛋白、麦胶、面筋、面筋蛋白、谷（胶）蛋白等。存在于多种谷物（大麦、小麦、燕麦、黑麦等）中最普遍的蛋白质。是多个蛋白质的混合物。一些人对麸质过敏的原因是，摄入面筋蛋白后，在肠道不能够完全分解成氨基酸，会保留一些含有几个氨基酸的小片段称为“多肽”。多肽作为外来物能够引发人体的免疫反应，生成对抗其的抗体。但如果这些多肽具有与机体相类似的序列，就会引发自身免疫反应，造成抗体攻击自身组织。这些人应选择无麸质饮食。指完全不含麸质的食品，淀粉类如马铃薯、玉米、米类、豆类等，辅以蔬菜、肉类、坚果、乳蛋、海鲜等。

牛乳蛋白：酪蛋白（casein）是牛乳中的主要蛋白成分，也是主要的乳糖结合蛋白。也是牛乳中最不好消化吸收的成分。像麸质的机制一样，在肠道不能完全消化的成分亦会引发自身免疫。

2）清洁肠道

补充膳食纤维、酵素，治疗肠道菌群失衡，抗真菌治疗等。

膳食纤维：是一种不被胃肠道吸收的多糖，具有促进胃肠蠕动、“清刷”消化道等多种功能。

酵素：亦称消化酶，是将聚合的高分子降解为它们的构建单元的酶类，以促进它们被机体吸收。消化酶类的不足或活性降低，一方面可导致不全消化物质被吸收入血，引起自身免疫异常；另一方面，在合并缺少膳食纤维的情况下这些消化不全产物潴留胃肠道，加之因肠道菌群失衡引起的腐败菌生长，导致这些消化不全产物发酵产生大量自由基吸收入血，严重影响神经系统的发育。肠道异常发酵可产生人体 90% 的自由基。分解食物，尤其是麸质和酪蛋白的重要消化酶（dipeptidyl peptidase Ⅳ，DPP-IV）的失效，会使肠道产生劣质的缩氨酸，后者可一路进军大脑，干扰破坏神经中枢的发育。消化酶类的缺乏或活性异常，除去基因等的遗传因素外，母体的理化因素如镶补牙齿的汞或食入体内带汞的大型的掠食鱼类，而导致孕妇体内汞含量过高，会导致消化酶活性下降。综上所述原因，补充儿童适用的专项或综合营养酵素对自闭症的纠正极为重要。

肠道菌群调整与抗真菌治疗：与人类共生的微生物中 90% 以上住在肠道中。其中，益生菌是可改善宿主肠内微生态的平衡，并对宿主有正面效应的活性微生物，是生态世界中常见的共生关系。益生菌一方面分泌消化酶类，促进物质的充分消化分解吸收；另一方面其的正常生长可抑制有害菌群（如腐败菌等）的繁殖，减少肠道对有毒物质的吸收。自闭症患儿多有严重肠道菌群比例失调的问题。因此在改善饮食结构的同时，要适量补充含有益生菌和/或益生质的专项营养制剂。

肠渗漏综合征；当如上述肠道防御力崩解时，正常情况下原本被排斥的食物分子反而吸收率增加，进入全身血液循环中。这种肠道黏膜细胞渗透性的异常，俗称为“肠漏症”，是自闭症发生的重要病理现象。因此，上述饮食干预、清肠、调整肠道菌群及抗腐治疗即是重铸肠道防御力的有力保证，势必对自闭症会有有效纠正作用。

3）使用营养补充剂调理

由于母体环境的异常，不论是上述何种致病原因，通常会涉及有关键作用的营养因素，常常会有自闭症患儿营养不良，重要的营养组分缺乏或失衡的现象。

维生素和矿物质缺乏、失衡：自闭症患儿缺乏维生素 B_6 及镁、钙、锌等重要矿物质。维生素 B_6 是神经活动的重要辅酶；镁与神经酶的活性密切相关；缺锌会严重影响消化酶活性；钙的缺乏显然会迟滞机体的发育。与此

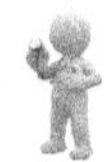

同时，多数自闭症儿童体内重金属（如汞、铅、铜等）含量过高。这些重金属会沉积在组织中，导致细胞损伤。

支链氨基酸缺乏：部分自闭症患者支链酮酸脱氢酶基因突变，加速了支链氨基酸的代谢。后者为人体所必需，但又不能人体合成，只能从食物中获取。由于基因突变，患者很快将摄入体内的这些必需支链氨基酸代谢掉，进而导致了自闭症的发生。

抗氧化物缺乏：体内抗氧化物（如维生素 C、谷胱甘肽等）水平低下，亦是自闭症儿童的普遍现象。适合于儿童食用的营养奶昔，不仅富含齐全的人体必需氨基酸，特别是支链氨基酸，而且也按比例合理配置了综合维生素及矿物质。同时亦加入了协同促进前者生物功能，还具有其他功效的组分。例如，牛磺酸和镁具有互相增强的作用，是保护镁的营养物质。牛磺酸还是形成胆汁盐的必需成分，其功能是协助吸收必需的油脂，包括维生素 A、维生素 D、维生素 E。同时，牛磺酸还是强力的抗氧化剂，可中和次氯酸盐。营养补充制剂中有许多具有强大抗氧化功能的组分，如乳清蛋白中的谷胱甘肽前体半胱氨酸、维生素 C、白藜芦醇等。对于过量金属元素沉积的问题，则可使用有螯合重金属功效的营养补充剂。

四、自闭症的科研思路

从现实的角度综合考虑，目前的科研思路主要围绕着自闭症患儿自身进行，以期得到矫正自闭症更有效的手段。待资金积累雄厚或现实条件允许，伴随着对该病预防的全民意识提高，可将思路及研究范围扩展到育龄夫妇及孕产期妇女，以期降低自闭症的发生率。具体路径如下。

（一）基因、蛋白质、脂质组学的研究

从这 3 个方向切入是基于如下考虑：一方面，尽管目前全球范围内针对该病的研究已揭示了自闭症患儿普遍存在与神经发育密切相关的基因、蛋白质表达的异常及脂质代谢的变化。但所报道的现象众说纷纭，尚无发现可管控多个方向的关键节点。另一方面，就上述病理而言，像许多其他疾病一样，其可能会具有族群、地域等的特异性。故以此科研思路来检查国内患儿，具有以下益处：①如发现其主要病理与国外报道一致，则可直接借鉴国外先进的研究结果，发展有效的治疗手段。②如若发现其存在族群、地域等的特异性，则有可能为自闭症病因的探讨及治疗手段发展提供崭新的思路，

或成为对已发现成熟机制的强有力补充，甚或修正。

（二）从易获取生物标本中检测生物标志物的研究

探索开发检测无创易得人体标本来源中有效生物标志物对自闭症的诊断与治疗评估。从人体无创易收集标本（如唾液、人体排泄物等）中快速有效检测生物标志物，以期明确诊断疾病（尤其在早期），并以此来准确、快速及经济监测疾病发展过程，评估治疗效果，已成为诊断医学研究的一大发展趋势。特别是对于自闭症患儿，无论是从病儿心理（恐惧，或者无法像正常儿童一样自律）的角度，还是从医护人员的实际操作而言，无创易收集标本皆相较于血液抑或脑脊液的采集具有无法比拟的优势。以笔者从事该方面研究的经验，特别是具有相当成功的知识与技术储备为基础，亦拟从以下两个方向着手开展工作：其一，直接移植嫁接国外已开发成熟的技术手段及检测项目。借着国内雄厚物质、人力资源优势，大面积推广与使用。以期达到尽快让新技术服务于民，受益于民的目的。其二，一是开发新的检测技术手段及检测项目；二是日臻完善尚处于开发阶段，但应用前景非常看好之测试技术手段与项目。该立项的成功实施可改变进口昂贵海外产品的局面并向全国推广使用，具有带来可观的经济效益的前景。自闭症患儿无创易得人体标本中生物标志物可能存在显著变化具有可靠的理论基础，例如，由于神经发育障碍，神经末梢对于唾液腺的支配活动异常，从而引起唾液腺功能紊乱，导致唾液成分发生变化。再者多数自闭症患儿均有胃肠功能的紊乱，因而可从粪便排泄物成分中反映出来。

五、结论

多年的临床观察和科研表明，鉴于自闭症的发生具有多基因遗传倾向，因此后天环境因素至关重要。又因自闭症是一种神经发育障碍性疾病，故其后天致病因素已超出了患儿自身，牵涉到孕期母体，甚至远致受孕期的夫妇。因此，准备受孕的夫妇、孕产妇的健康状态及所处环境对决定子代是否患病至关重要。而对于出生后的自闭症患儿的病因与病理的纠正，无论是因基因异常、炎症存在，免疫系统状态失衡，抑或母体异常理化刺激因素所致机体营养不良、（神经）发育迟缓，胃肠道的调治则为最重要的切入点。借着胃肠功能的改善加之全面综合营养调理、（深层次细胞和肠道）排毒、抗炎及抗氧化等，可有效提供机体所需充足养分，减少甚或杜绝毒素吸收入

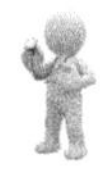

血，改善机体内环境，从而纠正神经系统发育障碍，改善自闭症病理。而对基因、蛋白及脂质组学展开的研究，则既可对已经证实的该病发生机制做强有力的完善和补充，又有助于开拓新的思路，找到在我国特定条件下自闭症发生的确切病因和机制，以利于制定准确、有效的干预手段。最后从顺应检测医学发展的大趋势出发，因应自闭症患儿独特的心理特点，探讨开发无创易收集人体标本中有效生物标志物检（监）测手段，则可能会使该病的诊断及治疗过程的同步评估更加便利和准确，同时亦可能会为该病的治疗带来新的线索。

（宋为　二〇一七年四月十八日完稿于加拿大魁北克省蒙特利尔市）

注　释

*伽利略（Galileo Galilei，1564 年 2 月 15 日—1642 年 1 月 8 日）。意大利数学家、物理学家、天文学家，科学革命的先驱。伽利略发明了摆针和温度计，在科学上为人类做出过巨大贡献，是近代实验科学的奠基人之一。历史上他首先在科学实验的基础上融汇贯通了数学、物理学和天文学 3 门知识，扩大、加深并改变了人类对物质运动和宇宙的认识。伽利略从实验中总结出自由落体定律、惯性定律和伽利略相对性原理等。从而推翻了亚里士多德物理学的许多臆断，奠定了经典力学的基础，反驳了托勒密的地心体系，有力地支持了哥白尼的日心学说。他以系统的实验和观察推翻了纯属思辨传统的自然观，开创了以实验事实为根据并具有严密逻辑体系的近代科学。因此，被誉为“近代力学之父”“现代科学之父”。其工作为牛顿的理论体系的建立奠定了基础。[35]

参 考 文 献

[1] 香港自闭症联盟．世界自闭症日［EB/OL］.［2018 - 02 - 15］. http：//www. autism-day. com/#aboutus.

[2] NOOR A，WHIBLEY A，MARSHALL C，et al. Disruption at the PTCHD1 locus on Xp22. 11 in autism spectrum disorder and intellectual disability［J］. Science translational medicine，2010，2（49）：49 - 68.

[3] HAHLER E M，ELSABBAGH M. Autism：a global perspective［J］. Current developmental disorders reports，2015，2（1）：58 - 64.

[4] National Institute for Health and Care Excellence. Costs of autism spectrum disorders [EB/OL]. [2018-02-15]. https://arms. evidence. nhs. uk/resources/hub/1044626/attachment.

[5] JÄRBRINK K. The economic consequences of autistic spectrum disorder among children in a Swedish municipality [J]. Autism, 2007, 11 (5): 453-463.

[6] Harvard School of Public Health. Autism has high costs to U. S. society [EB/OL]. [2018-02-15]. http://archive. sph. harvard. edu/press-releases/2006-releases/press04252006. html.

[7] 熊妮娜，杨丽，于洋. 孤独症、肢体残疾、智力残疾儿童家庭经济负担调查 [J]. 中国康复理论与实践，2010，16 (8)：785-789.

[8] 王民洁，陈文娟，柯晓燕，等. "心中花园" 的建筑师：记陶国泰教授 [J]. 中华精神科杂志，2012，45 (4)：193-195.

[9] 陶国泰. 儿童少年精神医学 [M]. 江苏：江苏科学技术出版社，1999.

[10] 五彩鹿儿童行为矫正中心. 中国自闭症教育康复行业发展状况报告 [R]. 北京：北京师范大学出版社，2015.

[11] WARRIER V, BARON-COHEN S. The genetics of autism [M/OL]. Chichester: John Wiley & Sons, Ltd, 2017 [2018-02-15]. https://onlinelibrary. wiley. com/doi/abs/10. 1002/9780470015902. a0021455. pub2. DOI: 10. 1002/9780470015902. a0021455. pub2.

[12] SMALLEY S L, ASARNOW R L, SPENCE M A. Autism and genetics: a decade of research [J]. Archives of general psychiatry, 1988, 45: 958-961.

[13] 王卫萍，张静，崔英霞. 人类细胞遗传学国际体制命名进展 [J]. 现代检验医学杂志，2011，26 (4)：162-163.

[14] WU S, YUE W, JIA M, et al. Association of the neuropilin-2 (NRP2) gene polymorphisms with autism in Chinese Han population [J]. American journal of medical genetics part B neuropsychiatric genetics, 2007, 144B (4): 492-495.

[15] YANG Z L, MATSUMOTO A, NAKAYAMA K, et al. Circadian-relevant genes are highly polymorphic in autism spectrum disorder patients [J]. Brain and development, 2016, 38 (1): 91-99.

[16] LINTAS C, SACCO R, GARBETT K, et al. Involvement of the PRKCB1 gene in autistic disorder: significant genetic association and reduced neocortical gene expression [J]. Molecular psychiatry, 2009, 14 (7): 705-718.

[17] ROOHI J, MONTAGNA C, TEGAY D H, et al. Disruption of contactin 4 in three subjects with autism spectrum disorder [J]. Journal of medical genetics, 2009, 46 (3): 176-182.

[18] YOO H. Genetics of autism spectrum disorder: current status and possible clinical applications [J]. Experimental neurobiology, 2015, 24 (4): 257-272.

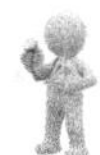

[19] RAMOZ N, CAI G, REICHERT J G, et al. An analysis of candidate autism loci on chromosome 2q24 – q33: evidence for association to the STK39 gene [J]. Am J Med Genet B Neuropsychiatr Genet, 2008, 147 (7): 1152 – 1158.

[20] CHAUHAN V, GU F, CHAUHAN A. Impaired activity of monoamine oxidase A in the brain of children with autism [C] //The 14th Meeting of the Asian-Pacific Society for Neurochemistry, August 27 – 30, 2016.

[21] FLORIS C, RASSU S, BOCCONE L, et al. Two patients with balanced translocations and autistic disorder: CSMD3 as a candidate gene for autism found in their common 8q23 [J]. European journal of human genetics, 2008, 16 (6): 696 – 704.

[22] HETTINGER J A, LIU X, SCHWARTZ C E, et al. A DRD1 haplotype is associated with risk for autism spectrum disorders in male-only affected sib-pair families [J]. American journal of medical genetics part B neuropsychiatric genetics, 2008, 147B (5): 628 – 636.

[23] KIM H G, KISHIKAWA S, HIGGINS A W, et al. Disruption of neurexin 1 associated with autism spectrum disorder [J]. American journal of human genetics, 2008, 82 (1), 199 – 207.

[24] SEGURADO R, CONROY J, MEALLY E, et al. Confirmation of association between autism and the mitochondrial aspartate/glutamate carrier *SLC25A12* gene on chromosome 2q31 [J]. Am J Psychiatry, 2005, 162 (11): 2182 – 2184.

[25] BROOKES E, LAURENT B, ÕUNAP K, et al. Mutations in the intellectual disability gene KDM5C reduce protein stability and demethylase activity [J]. Human molecular genetics, 2015, 24 (10): 2861 – 2872.

[26] MAEKAWA M, IWAYAMA Y, NAKAMURA K, et al. A novel missense mutation (Leu46Val) of PAX6 found in an autistic patient [J]. Neuroscience letters, 2009, 462 (3): 267 – 271.

[27] WU S, YUE W, JIA M, et al. Association of the neuropilin-2 (NRP2) gene polymorphisms with autism in Chinese Han population [J]. American journal of medical genetics part B neuropsychiatric genetics, 2007, 144B (4): 492 – 495.

[28] WARREN R P, SINGH V K, AVERETT R E, et al. Immunogenetic studies in autism and related disorders [J]. Molecular & chemical neuropathology, 1996, 28 (1 – 3): 77 – 81.

[29] INGRAM J L, STODGELL C J, HYMAN S L, et al. Discovery of allelic variants of HOXA1 and HOXB1: genetic susceptibility to autism spectrum disorders [J]. Teratology, 2000, 62 (6): 393 – 405.

[30] KIM S, KIM H, YIM Y S, et al. Maternal gut bacteria promote neurodevelopmental ab-

normalities in mouse offspring [J]. Nature, 2017, 549 (7673): 528 -532.

[31] SHIN YIM Y, PARK A, BERRIOS J, et al. Reversing behavioural abnormalities in mice exposed to maternal inflammation [J]. Nature, 2017, 549 (7673): 482 -487.

[32] BANERJEE A, ENGINEER C T, SAULS B L, et al. Abnormal emotional learning in a rat model of autism exposed to valproic acid in utero [J]. Frontiers in behavior neuroscience, 2014, 8: 387.

[33] TAZUMI T, HORI E, UWANO T, et al. Effects of prenatal maternal stress by repeated cold environment on behavioral and emotional development in the rat offspring [J]. Behavioural brain research, 2005, 162 (1): 153 -160.

[34] DE PALMA G, LYNCH M D, LU J, et al. Transplantation of fecal microbiota from patients with irritable bowel syndrome alters gut function and behavior in recipient mice [J]. Science translational medicine, 2017, 9 (379): eaaf6397.

[35] 百度百科. 伽利略·伽利雷 [EB/OL]. https://baike.baidu.com/item/伽利略·伽利雷.

第二章 “自闭症”名称辨析

把简单的事情考虑得很复杂，可以发现新领域；把复杂的现象看得很简单，可以发现新定律。

——艾萨克·牛顿*

如第一章开头所描述的，“自闭症”的英文单词为 autism。同一英文单词又可翻译成“孤独症”。是一种较为严重的发育障碍性疾病。有翔实的临床和科研证据证实，自闭症是一种先天性神经、精神疾患，而绝非单纯性心理疾患，关于这点，会在本书后面的部分中详细述及。由于自闭症具有社会交流障碍的特点，因此对于该病的关心绝非仅限于医务、科研人员及患者家属。又由于自闭症患者所表现出的症状存在程度上的巨大差别，因此，在自闭症的命名上存在较为繁杂、混乱的情况。而这经常会让除自闭症相关医务及科研人员以外的人士一头雾水。

一、“自闭症”一词的起源

自闭症并不是什么新鲜事，关于它的最早记载出现于在法国普罗旺斯出生的让·马克·加斯帕德·依塔德（Jean-Marc-Gaspard Itard）医生（图 2-1）于 1803 年发表的文献中。依塔德医生在文中讲述了他对法国阿韦龙（Aveyron）的“野孩子”维克多的治疗。

维克多是在法国大革命时期的 1798 年被人们在森林里发现后抓回来的。他看上去大约有 12 岁。据说是由狼养大的，但他很可能是被父母抛弃后在森林里长大的。他曾经被转手许多人家收留，其间大约 8 次试图再逃离去重过野生生活。最后，年轻的依塔德医生收养了他，并给他起了“维克多”这一名字。

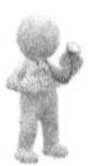

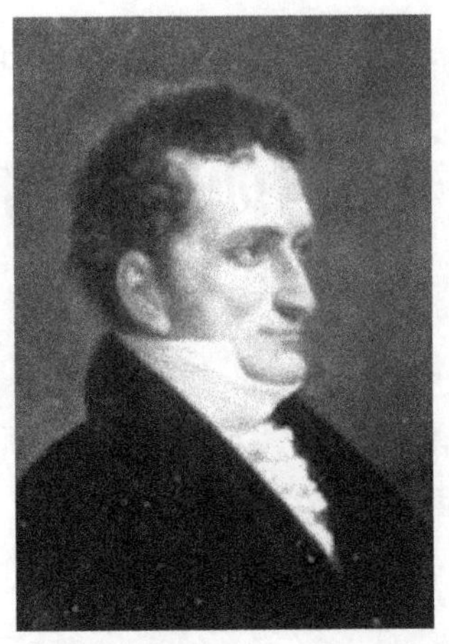

图 2-1　让 · 马克 · 加斯帕德 · 依塔德

图片来自：https：//jmlopez1215. wordpress. com/2015/12/03/manualism-vs-oralism/。

依塔德医生描述维克多有“孤独症”的表现（但尚未对其冠以此专有名词），维克多整个童年一个人住在法国朗克河畔圣塞尔南附近的树林里。依塔德医生收留他时原以为通过教育可以把他社会化，试图用一种行为学手段来帮助维克多建立与社会的联系并通过模仿等方法来诱导他的语言功能。尽管依塔德医生用了长达 5 年的时间和他生活在一起并训练他，但是并未成功，最后还是只得让管家来照料他的余生。维克多的经历，其中主要是与依塔德医生在一起的故事，后来被法国导演弗朗索瓦 · 特鲁弗（François Truffaut）在 1970 年拍成了电影“野孩子”（*Enfant Sauvage*）。

依塔德医生对维克多尝试给予的教育训练，虽然不很成功，但却是最早见诸文字的特殊教育，堪称启智教育的先驱，影响了蒙特梭利的教育理念和方法。后者是意大利医生和教育家，对“弱智”和“智障”有针对性的蒙特梭利教育法的创始人。

不过在依塔德医生及其之前的时期，人们往往是以猎奇的心态来看待类似的罕见个案，很少认为这可能是一种普通孩子也会患的疾病。

而最早正式使用“自闭症”这个术语的人是1857 年4 月30 日出生的瑞士精神病学家保罗 · 欧亨 · 布鲁勒（Paul Eugen Bleuler，图 2-2）。他在 1908 年第一次使用自闭症这个术语说明曾为一般人士但却突然无法再与他人沟通且具有极端孤立的成人精神分裂症患者。“Autism”是从希腊字

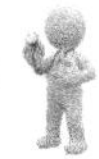

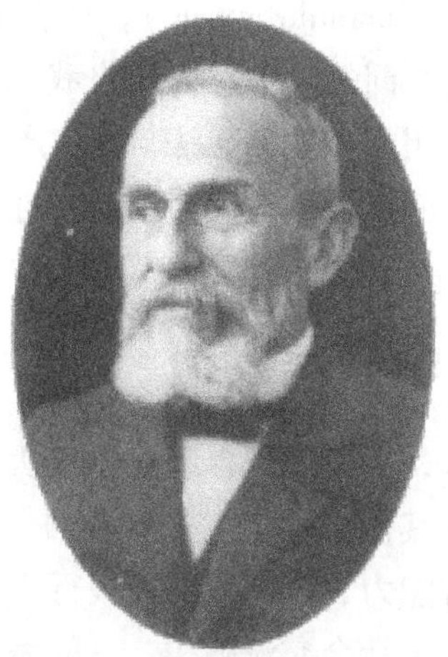

图 2–2 保罗·欧亨·布鲁勒

图片来自：http：//www. newworldencyclopedia. org/entry/Eugen_Bleuler。

“αὐτός”（意思是自我）派生出来的。

在 1943 年，美国约翰·霍普金斯大学医学院的奥地利籍心理医生里奥·肯纳（Leo Kanner，图 2–3）在他划时代的“影响交流的自闭症”（autistic disturbances of affective contact）一文中第一次具体描述了自闭症的症状[1]。他以 11 个儿童为例。他们智力不低，但有强烈独处倾向（现在所说的“社交障碍”），并且强迫性地坚持同一习惯（现在定义的“重复刻板行为”）。为了与前述后天性的精神病患有所区别，肯纳医生将这些症状命名

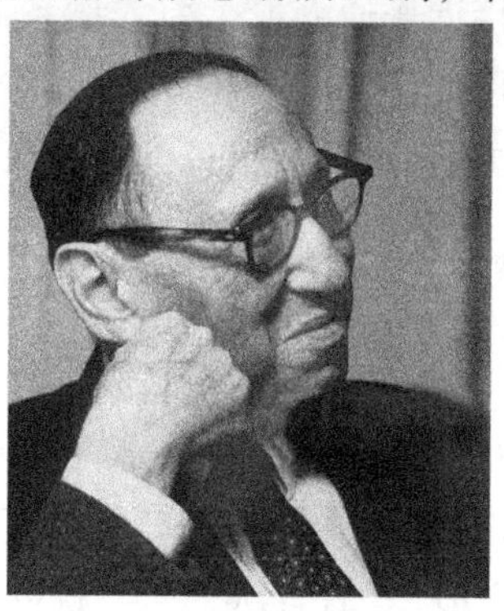

图 2–3 里奥·肯纳

图片来自：https：//www. gettyimages. ca/detail/news-photo/leo-kanner-portrait-photograph-shoulders-up-profile-c-60-news-photo/577682317。

为“早幼自闭症”（early infantile autism）。现在简称为“自闭症”（autism）。鉴于“autism”这个词的前缀意为“自我”，肯纳医生以此词来定义他所见到的症状：极端自闭的孤独，无法与环境产生正常的社交关系，是不言而喻的。由于肯纳医生的描述更全面接近现代对于自闭症的定义，因此通常认为是从此“自闭症”一词被赋予了现代意义。

二、“典型”与“非典型”自闭症

随着临床观察的深入，人们发现自闭症的症状可呈现典型与非典型两种表现形式。典型自闭症，其核心症状就是所谓的“三联征”，主要体现为在社会性和交流能力、语言能力、仪式化的刻板行为3个方面同时都具有本质的缺损。其主要症状为：①社会交流障碍：一般表现为缺乏与他人的交流或交流技巧，与父母亲之间缺乏安全依恋关系等；②语言交流障碍：语言发育落后，或者在正常语言发育后出现语言倒退，或语言缺乏交流性质；③重复刻板行为。非典型自闭症则是指并非在前述3个方面都具有缺陷，而只具有其中之一或之二。所以就引进了“自闭症谱系”（autism spectrum）或又称“自闭症谱系障碍”（autism spectrum disorders，ASD）的概念。主要是因为逐渐在临床上发现，很多患者未必在3个方面都有明显的缺损（如未必有刻板的行为），够不上典型自闭症的诊断标准，但是在社会性和交流能力方面还是有比较明显的缺陷，难以用一个特定的“标签”来命名，所以就把自闭的相关行为表现看成是一个谱系，程度由低到高，低端的就是“典型自闭症”，高端的就逐渐接近普通人群。引入谱系概念之后，就可以说，所谓的自闭症，只要具备了“三联征”特征的一部分，就没有“是与不是”的概念，更确切的是“在谱系内的缺损程度有多深”。

三、“广义”与“狭义”自闭症

在对自闭症有了典型和非典型的认识之后，对于自闭症的理解就逐渐有了广义和狭义之分。何为广义自闭症呢？解释它需再从其的归类讲起。如前述，自闭症向上归类为自闭症谱系障碍；亦称“广泛发育障碍”（pervasive developmental disorders，PDD）。后者从字面上就可以理解，即许多方面的发育障碍。此即广义之自闭症。根据权威的美国精神病学协会所制定的《精神障碍性疾病诊断和统计学手册》（第五版）（*The Diagnostic and Statistical Manual of Mental Disorders*，*Fifth Edition*，DSM-5）所述，自闭症谱系障碍包

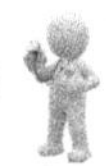

括5种临床表现类型和严重程度不尽相同的病症，即狭义自闭症（autism or autistic disorder）、非特定的（或称“待分类的”）广泛发育障碍（pervasive developmental disorder-not otherwise specified，PDD-NOS）、亚斯伯格综合征（Asperge syndrome）、儿童崩解症（childhood disintegrative disorder，CDD）、雷特综合征（Rett syndrome）。

（一）典型的自闭症

典型的自闭症发生于3岁前，含社会互动、沟通、想象性游戏等多种障碍；并存有定型的行为、兴趣及活动等。

（二）亚斯伯格综合征

1944年，奥地利维也纳的儿科医生兼精神病专家汉斯·亚斯伯格（Hans Asperger，图2-4）发表了一篇文章，描述一群特殊社会障碍儿童。这群儿童大都是男生，男女的比率为（6~9）：1。他们出生后的第一年之发展与正常儿童没有多大差别。常常是先会说话后会走路，大多有动作笨拙的现象。两岁左右，出现社交及情绪异常，以自我为中心、缺乏同情心。在人际关系上，眼睛常常不看人，讲话像背书，而且要求遣词用字的正确性，缺乏幽默感，常对某种现象或事务有特殊的嗜好并全力以赴地钻研它。亚斯伯格医生将此类儿童称为“自闭性人格违常”（autistic personality disorder）。以后在陆续的临床观察中发现，此类患儿皆具有社会活动障碍及局限的兴趣及活动。但无明显的语言障碍。智商约在中等或中等之上[2]。因此，其被定义为“无智障的自闭症”。

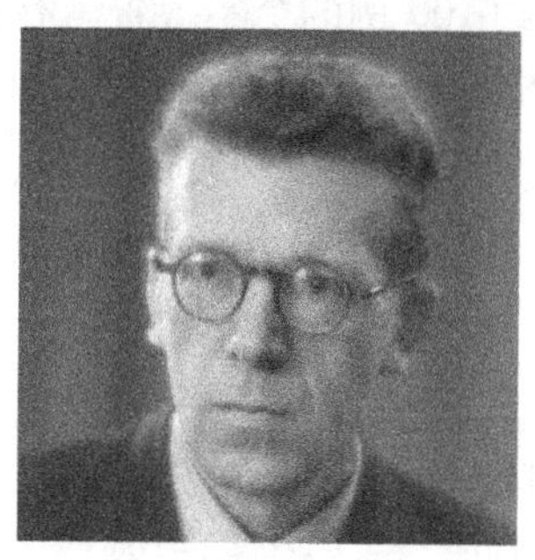

图2-4 汉斯·亚斯伯格

图片来自：https：//eminentdead. com/people/hans-asperger。

据国外统计，该症的发生率为每10000人中约有7人发病（0.7‰）。与其他自闭症亚型一样，亚斯伯格综合征的病因尚不清楚，总的来看，应该是遗传、神经发育，乃至后天教育辅助等综合因素的异常引起的中枢神经连接功能出现缺陷所致。

自闭症处在光谱的核心位置。而亚斯伯格综合征最接近自闭症之处在于其症状及成因与自闭症相似；而与其不同之处在于语言发展并未出现迟缓。

（三）非特定的（或称“待分类的”）广泛发育障碍

非特定的（或称“待分类的”）广泛发育障碍，泛指除前两项之外，不能具体归类的自闭症倾向。又称非典型性或轻度自闭症。意为与自闭症有相同表现，但程度轻；同时又不具备其他几种特定的广泛发育障碍的典型表现。非特定的广泛发育障碍占据了自闭症光谱的90%：单单以美国为例，曾有统计显示每104个美国男孩里就有一个儿童患该症（9.6‰），为女童的4倍。非特定的广泛发育障碍的症状与自闭症相似，但一般都比较轻微，而且并非所有必要的特征都存在于一个个体。

（四）儿童崩解症

在1908年，奥地利维也纳的教育家西奥多·海勒（Theodore Heller）首先观察到6个儿童的个案，他们在3～4岁前发育正常，之后则出现显著的发展和行为的退化，以后仅有非常少许的改善。他用“幼儿痴呆症”（dementia infantilism）称呼此种状况，后来又改称“海勒氏综合征”（Heller syndrome），现在则用“儿童崩解症”一词[3]。儿童崩解症的出现率非常低，迄今文献中总共只有约100例的个案报告。有正式统计在儿童中的发病率为0.017‰[4]。该症的特点是，早期（3岁前）的发展完全正常，儿童可以有语句表达的能力，之后发生严重的发展退化，其行为症状和自闭症相似。病因不明，脑部检查有神经元变性的病理特征——淀粉样变沉积[5]。

（五）雷特综合征

雷特综合征是由澳洲医生安德烈亚斯·雷特（Andreas Rett）所发现，于1966年首次报道[6]。因此，后人将此病以“雷特”命名。与自闭症及其他广泛发育障碍性疾病不同，雷特综合征是一种X染色体性联显性遗传疾病，突变点位于*MeCP2*基因上，属于罕见神经疾病，发病率为1/12 000～

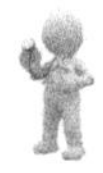

1/15 000（0.06‰～0.08‰）。好发于女性婴孩或幼童。病童会有神经急速退化、发展迟缓的现象，而男性患者几乎无法存活。雷特综合征的典型特征是：在6个月到一岁半之前发育正常；走路时身体会颤动，膝盖不会打弯；呼吸有困难，常出现换气过度或窒息现象；大约50%的患者有癫痫症；磨牙，嚼咬有困难；发育迟缓，脑袋小，通常有重度或者极重度的智力迟滞现象；行为好动等。雷特综合征的患者终生存在认知、行为、社会和运动方面的障碍。

四、“高”“低”功能自闭症

在阅读有关自闭症的文献时可发现，自闭症还可以按功能程度的不同区分为高、中、低3种。但这只是一种非正式（官方）的分法。不被《精神障碍性疾病诊断和统计学手册》（第五版）和世界卫生组织制定的《国际疾病统计分类》（*International Statistical Classification of Diseases*，ICD）所认可。

为何会有这种分类法及为何不被认可？回答这个问题，需要简要了解一下人类对自闭症的认识过程。在20世纪90年代之前，只有具有严重症状的个体才被诊断为“自闭症”。进入90年代，越来越多的轻度症状被人们所认识。这时有了“高功能”自闭症之称。但是该称呼未被业界正式接受应该源于下述这一原因：限于认识的局限，早期的高功能自闭症诊断包含了亚斯伯格综合征患者。而直到2013年才出现的自闭症谱系障碍诊断标准，可以将真正自闭症患者与其他神经发育障碍疾患区分开来，特别是“轻度”者与亚斯伯格综合征者，标准更加合理、准确。虽然高低功能自闭症的称呼不被官方认可，但遍查历史文献，会遇到大量此类名词。为使读者在遇到此类词时少些困惑，故在此予以介绍。

高功能自闭症（high-functioning autism，HFA）是指智商中等或更高的自闭症患者，智能分通常在70分以上，且多数具有语言能力，学习能力较佳、自闭倾向较不明显；但语言理解与表达力、人际互动与聊天的能力仍有困难的自闭症患者。有统计表明高功能自闭症占所有自闭症的10%。有时候比较难区分高功能自闭症与亚斯伯格综合征患者。但与后者不属于同一种疾病。这里举些例子来区分这两种患者。例如，亚斯伯格综合征患者对交友持主动态度，而高功能自闭症患者属于自我封闭。再者，亚斯伯格综合征患者无语言障碍，而高功能自闭症患者存在明显语言障碍[2]。但在运动方面，可能亚斯伯格综合征患者相比高功能自闭症患者会有明显差别。

相较于高功能自闭症而言，低功能自闭症伴有严重的智力发育落后，智能分通常在70分以下，达智能障碍的标准。除表现出典型自闭症症状之外，生活自理、行为方面亦表现出严重问题，如大小便不能自理、不会自己吃饭，狂躁、自伤，甚至攻击任何身边的人；认知功能也十分低下，不认识常见生活用品，没有语言等。

除了上述的分法，实际上大部分的患者是游走在低与高功能自闭症之间，可称之为中等功能的自闭症患者。而不同功能自闭症的孩子，经过疗愈，可能会向好的方向转化。但自闭症本身随着时间变化，亦可变坏。

五、与自闭症有关联的儿童发展障碍

这是另外一种分法，其重点是放在与自闭症相类似的儿童发育障碍上，而非前者。英文亦称为“自闭症相关综合征”（autism related syndrome，ARS）。主要指除典型自闭症之外，还存在的许多与其相似的儿童神经发育障碍，包括安格曼综合征（Angelman）、亚斯伯格综合征、脆性X染色体（Fragile X）综合征、朗道-克勒佛娜（Landau-Kleffner）综合征、普拉德-威利（Prader-Willi）综合征、雷特（Rett）综合征和威廉斯（Williams）综合征、结节性硬化症（tuberous sclerosis complex，TSC）。在语言发展、社会交往和智力等方面都表现出与自闭症类似的症状。如前所述，按照主流意见，亚斯伯格综合征及雷特综合征已归入“自闭症谱系障碍”。说明其在表现上“更”接近自闭症的范畴。其他的则以与自闭症相异的表现为主和/或有与自闭症相异而明确的病因。

1. 安格曼综合征

安格曼综合征是英国儿科医生哈瑞·安格曼（Harry Angleman）于1965年首次描述[7]，故用其名命名[8]。亦有人从字面直译为“天使人综合征”。其特点是发病罕见，在新生儿中的发生率为1/15 000，并且有明确的基因的异常，即15号染色体有一小部分缺失，且是由母系方面所造成的[9]。虽然该综合征不是自闭症的一种亚型，但却表现出许多与自闭症相似的行为特点。与自闭症儿童相似，安格曼综合征儿童也表现出古怪的手势、几乎没有语言、注意力缺陷、好动、饮食和睡眠障碍、运动能力发育迟缓等。有些人还咬伤自己、扯自己的头发。与自闭症不同的是，表现得很有社会性，看上去很亲切，经常面带微笑。甚或伴随不合适大笑等异常行为，所以该疾病又称“快乐木偶症”（happy puppet syndrome）。大多数脑电图不正常，且伴有

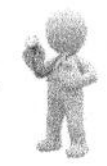

癫痫症，走路时膝盖不会弯曲，身体摇摇晃晃。一般具有共同的脸部特征，如大嘴巴、上唇薄、眼窝深陷，头发和皮肤颜色很淡[10]。绝大多数都有严重的智弱、发育迟缓，有不匀衬的头围发展，常导致小头的症状。

2. 亚斯伯格综合征

因在前文已详述，故在此不再复赘。为不使读者混淆，仅强调一点，即主流意见认为，该症也属于自闭症的一种类型，是一种高功能的自闭症。

3. 脆性X染色体综合征

脆性X染色体综合征又叫马丁－贝尔（Martin-Bell）综合征，是弱智遗传的最普遍形式。是一种伴性遗传障碍，其母是该基因的携带者。

在20世纪初，学者们开始注意到智力低下患者中男性多于女性。1943年英国医生詹姆斯·马丁（James P. Martin）和朱莉娅·贝尔（Julia Bell）在一个家系两代人中发现了11名男性患者，而仅有两名轻度智力低下的女性。基于在性染色体（女：XX；男：XY）的等位基因中，仅一基因缺陷在女性可能会由另一等位基因不同程度地掩盖，因此推断该家系的智力低下是与X染色体相伴的，称“伴性遗传”[11]。1969年美国耶鲁大学教授赫伯特·鲁布斯（Herbert A. Lubs）首先在男性智力低下患者及其女性亲属中发现了长臂具有“呈细丝状次缢痕”的X染色体。后来在1977年，澳大利亚基因学家格兰特·萨瑟兰（Grant R. Surtherland）证明细丝位于X染色体长臂2区7（Xq27）。细丝部位容易发生断裂，故称为“脆性部位”（fragile site）。现今人们把在Xq27处有脆性部位的X染色体称为脆性X染色体（fragile X），而它所导致的疾病称为脆性X染色体综合征。

男性发病率为1～1/2000，通常伴有中度到重度的智弱、滞后，女性患者则仅表现为轻度智力缺陷。大约1/5的患者会出现自闭症样行为。行为问题和语言发展迟缓是该病的普遍症状，可识别的生理特征包括腭部高度拱起、眼睛斜视、耳朵大、脸长、平足、肌肉韧性差等，如果是男性则睾丸很大[12]。但也有些患者没有典型的外表，但通过验血（染色体检查）可诊断。

4. 朗道－克勒佛娜综合征

1957年，两位美国华盛顿大学的神经学家威廉·朗道（William M. Landau）和佛兰克·克勒佛娜（Frank R. Kleffner）首次报道了6位儿童并发获得性失语和痉挛性疾病的现象。迄今，全世界共有近200个病例报道[13]。朗道－克勒佛娜综合征是失语症的一种形式，通常在3～7岁时起病。起初，患者身体发育良好，语言功能也正常，突然之间会失去语言理解和表达能力。根据脑电图的显示，患者在颞叶部分有异常现象，睡眠时在颞叶—顶叶—枕叶部分也出现异常[14]。约 70% 的患者伴有癫痫症，但不会经常发作。患者通常对声音没有反应，父母很可能会认为孩子失去了听力。这些都是明显与自闭症患者不同的。但是患者与自闭症亦有许多相似症状，包括对痛觉的不敏感、视线不能与人交流、有攻击性、刻板行为和睡眠障碍。关于病因，有学者认为，可能是由于病毒和大脑创伤而导致免疫系统功能障碍的结果[10]。

5. 普拉德－威利综合征

由瑞士医生安德里亚·普拉德（Andrea Prader）和海因里希·威利（Heinrich Willi）等人在 1956 年首次报道[15]，俗称“小胖威利症”。是另一种与自闭症相关的发展障碍。患者自一岁左右就会开始无节制饮食，是遗传性疾病。这种病肇因于第 15 号染色体印迹基因区的基因缺陷，且此基因缺陷来自父亲，或同时拥有两条来自母亲的带有此缺陷的第 15 号染色体。

该病最典型（不同于自闭症）的特征就是暴饮暴食、身体很结实、第二性征发育迟缓和肌肉韧性差。由于患者爱吃东西，通常都过于肥胖[16]。患者与自闭症患者存在一些相同的障碍，包括语言和运动能力发育迟缓、学习困难，发病率大约是 1/10 000。

6. 雷特氏证

前已详述，患者大脑解剖结果显示，病理机制不同于自闭症。但通常也表现出许多与自闭症相似的行为，如重复简单的动作、身体颤动和睡眠障碍等。目前倾向于将其归为自闭症谱系障碍。该病只发生于女孩[17]。有学者发现，该病的基因基础在两条 X 染色体中决定性别的那一条上[10]。

7. 威廉斯综合征

相对发现较晚，由新西兰的心脏病学家约翰·威廉斯（John C. P. Williams）在 1961 年首次报道。该病伴有轻度智力弱后的基因障碍。患者第 7 号染色体的 DNA 组织有所缺失[18]。患者也表现出类似自闭症的问题，如语言和身体发育迟缓、粗大运动障碍、对声音过于敏感、不断重复以往的动作等。但不同于自闭症的是，患者还伴有心血管疾病、高血压、钙水平持续升高等现象，其典型的脸部特征为杏仁眼、卵形耳、嘴唇饱满、下巴短、脸窄和嘴巴宽[10]。

8. 蒂莫西（Timothy）综合征

这是另一罕见疾病。1992 年德国莱比锡大学的赫伯特·赖兴巴赫

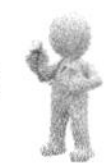

（Herbert Reichenbach）等在德国实用儿科杂志描述了一例新的变异型“心－手综合征”（The heart-hand syndrome）病例。一个36周的胎儿（男）因宫内心动过缓而剖腹产时被发现有二度房室阻滞（心电图表现：QT间期延长），5天后心率转为正常。胎儿同时有并指（趾）症，5个月后猝死。家系调查发现其父亲心电图QT间期延长并有腕骨联结（synostoses of the carpus），遗传特征明显。到了2005年，美国哈佛大学的伊戈尔·斯波劳斯基（Igor Splawski）及凯瑟琳·蒂莫西（Katherine W. Timonthy）等系统深入地研究了17例（9男8女）二度房室阻滞（QT间期延长）、并指（趾）患者，发现该病特征是多系统功能障碍和发育缺陷。他们的进一步研究肯定了该病是由于L－型钙通道蛋白基因的RNA在做转录后的剪切修饰时的一个错义突变，导致变体出现所致。他们首次命名该病为“蒂莫西综合征”。

并指/趾是该综合征必有的体征，而且常伴发室速、窦缓、房室阻滞、动脉导管未闭、自闭症、脸部异常等。目前认为对并指/趾婴儿必须进行心电图检查。

9. 16p11.2微缺失综合征

根据染色体命名系统，16p11.2意思是：16号染色体短臂1区1带2亚区。16p11.2微缺失综合征是一类先天性基因缺失的疾病，其人群发生率约为万分之三。该综合征的临床表现包括自闭症、发育迟缓、智力低下、脊柱畸形等一系列神经精神发育疾病，患者间表型异质性明显，而其致病机制目前尚未明确。该病是在2008年由美国芝加哥大学的库马尔（Ravinesh Kumar）等在自闭症谱系障碍病因的研究中发现患者16p11.2微缺失，首次提出将16p11.2微缺失综合征作为疾病诊断名称[19]。

10. 结节性硬化症

迄今，结节性硬化症的描述已经有了近200年的历史。在1880年，法国的神经学家伯恩威尔（Désiré-Magloire Bourneville）首次提出了“结节性硬化（tuberous sclerosis）”的名词。结节性硬化是以全身多个器官出现错构瘤病变及神经精神症状为主的常染色体显性遗传病。根据累及病变部位不同，可出现面部纤维血管瘤、色素脱失斑、肾血管肌脂肪瘤、脑皮质结节、脑室管膜下结节、肺淋巴管平滑肌瘤病、癫痫、自闭症、智能障碍等。本病的发病率为1/10 000～1/6000，世界范围内约有患者150万例[20]。

其发病是由于结节性硬化复合体1（tuberous sclerosis complex，*TSC1*）基因或*TSC2*基因突变引起。*TSC1*编码“错构瘤蛋白”（hamartin），而

TSC2 编码马铃薯球蛋白（tuberin）。突变导致了TSC1/TSC2蛋白（亦可称为“错构瘤蛋白/马铃薯球蛋白”）二聚体功能丧失，哺乳动物西罗莫司靶蛋白（mammalian target for rapamycin，mTOR）通路活性增强，细胞生长和增殖失控[20]。

在信号传递通路上，TSC1/TSC2的上游蛋白“腺苷酸活化的蛋白激酶”（adenosine 5-mono-phosphate-activated protein kinase，AMPK）和下游分子mTOR均属丝氨酸/苏氨酸磷脂酰肌醇激酶相关蛋白激酶家族的成员。AMPK复合物普遍存在于真核细胞中，可感受细胞内能量和营养物质状态，在调节糖脂、蛋白质和能量代谢中起着重要的作用。TSC1/TSC2和mTOR复合物蛋白依次是AMPK下游的重要靶点，二者可通过减缓蛋白质合成和细胞生长的耗能方式来调控ATP水平[21]。

（宋　为）

注　释

＊艾萨克·牛顿（1643年1月4日—1727年3月31日）爵士，英国皇家学会会长，英国著名的物理学家，百科全书式的“全才”，著有《自然哲学的数学原理》《光学》。他在1687年发表的论文《自然定律》里，对万有引力和三大运动定律进行了描述。这些描述奠定了此后3个世纪里物理世界的科学观点，并成为现代工程学的基础。他通过论证开普勒行星运动定律与他的引力理论间的一致性，展示了地面物体与天体的运动都遵循着相同的自然定律；为太阳中心说提供了强有力的理论支持，并推动了科学革命。在力学上，牛顿阐明了动量和角动量守恒的原理，提出牛顿运动定律。在光学上，他发明了反射望远镜，并基于对三棱镜将白光发散成可见光谱的观察，发展出了颜色理论。他还系统地表述了冷却定律，并研究了音速。在数学上，牛顿与戈特弗里德·威廉·莱布尼茨分享了发展出微积分学的荣誉。他也证明了广义二项式定理，提出了“牛顿法”以趋近函数的零点，并为幂级数的研究做出了贡献。在经济学上，牛顿提出金本位制度。[22]

参考文献

[1] KANNER L. Autistic disturbances of affective contact [J]. Acta paedopsychiatr, 1968, 35 (4): 100-136.

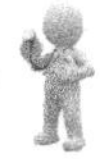

［2］ Asperger's Disorder ［M］ //Diagnostic and statistical manual of mental disorders fourth edition text revision（DSM-IV-TR）. American Psychiatric Association，2000.

［3］ KLIN A，SPARROW S S，DE BILDT A，et al. A normed study of face recognition in autism and related disorders ［J］. Journal of autism developmental disorders，1999，29（6）：499－508.

［4］ FOMBONNE E. Epidemiological surveys of autism and other pervasive developmental disorders：an update ［J］. Journal of autism developmental disorders，2003，33（4）：365－382.

［5］ NUNN K，WILLIAMS K，OUVRIER R. The Australian childhood dementia study ［J］. European child and adolescent psychiatry，2002，11（2）：63－70.

［6］ HAAS R H. The history and challenge of Rett syndrome ［J］. Journal of child neurology，1988，3（s1）：S3－S5.

［7］ ANGLEMAN H. 'Puppet' children：a report on three cases（1965）［J］. Developmental medicine and child neurology，2008，7：681－688.

［8］ HART H. 'Puppet' children：a report on three cases（1965）［J］. Developmental medicine and child neurology，2008，50：564.

［9］ LALANDE R C. Angelman syndrome：how many genes to remain silent? ［J］. Neurogenetics，1998，1（4）：229－237.

［10］ 肖瑾，徐光兴. 自闭症及有关儿童发展障碍 ［J］. 中国健康心理学杂志，2000，8（5）：481－483.

［11］ MARTIN J P，BELL J. A pedigree of mental defect showing sex-linkage ［J］. Journal of neurology and psychiatry，1943，6：154－157.

［12］ WELCH J L，WILLIAMS J K. Fragile X syndrome ［J］. Neonatal network，1999，18（6）：15－22.

［13］ 顾美珍，殷善开. Landau Kleffner 综合征 ［J］. 罕少疾病杂志，2004，11（1）：34－36.

［14］ ROSSI P G，PARMEGGIANI A，POSAR A，et al. Landau-Kleffner syndrome（LKS）：long-term follow up and links with electrical status epilepticus during sleep（ESES）［J］. Brain development，1999，21（2）：90－98.

［15］ BUTLER M G，THOMPSON T. Prader-Willi syndrome：clinical and genetic findings ［J］. The endocrinologist，2000，10（4 s1）：3S－16S.

［16］ ANTAL S，LEVIN H. Biliopancreatic diversion in Prader-Willi syndrome associated with obesity ［J］. Obes Surg，1996，6（1）：58－62.

［17］ 杜亚松. 儿童心理卫生保健 ［M］. 上海：上海科学技术文献出版社，1999：76－93.

[18] ZHANG J, KUMAR A, ROUX K, et al. Elastin region deletions in Williams syndrome [J]. Genetic testing, 1999, 3 (4): 357-359.

[19] 付冬梅，郭奇伟，周裕林. 16p11.2 微缺失综合征的研究进展 [J]. 国际遗传学杂志，2017，40 (4): 247-252.

[20] 李亚勤，张成. 雷帕霉素治疗结节性硬化神经系统症状的研究进展 [J]. 中华神经科杂志，2015，48 (5): 422-424.

[21] 王珊珊，王加启，高海娜，等. 腺苷酸活化蛋白激酶/哺乳动物雷帕霉素靶蛋白信号通路介导能量和必需氨基酸调控乳蛋白合成 [J]. 动物营养学报，2015，27 (8): 2342-2348.

[22] 百度百科. 艾萨克·牛顿 [EB/OL]. https://baike.baidu.com/item/艾萨克·牛顿.

第三章　自闭症的争议——兼论“完整观”

在像这样的一个自然产物里，我们是把每一部分都认为是由一切其余的部分的作用而由其存在的，而且又是为了其他各部分以及为了全部而存在的……这个部分必须是产生其他部分的一个机官——所以每一部分都是交互产生其他部分的……只有在这些条件下而且按这些规定，一个产物才能是一个有组织的并且是自组织的物，而作为这样的物，才称为一个自然目的。

——伊曼努尔·康德*

由于自闭症的表现存在程度上的广泛差别（广泛谱系障碍），因此人们对于自闭症的认识存在诸多争议。例如，处在谱系高端的非典型自闭症，对于其是先天性精神疾患，还是心理疾患，即有争议。而对于典型自闭症，则有其与“智障”（intellectual disability）难以区分之辩等。又由于自闭症人士与周遭世界的相处问题，引起了医务工作者与社会学者关于如何对待他（她）们的争议。有鉴于此，两位美国的社会学者克里斯丁娜·Chew（Kiristina Chew，图3–1）和多拉·瑞马克（Dora Raymaker，图3–2）联合发表了“自闭症的十项争议”一文[1]。全面阐述了自闭症给患者自身及其亲属、医务工作者、社会工作者等带来的实际“困惑”。

Chew女士为美国新泽西一所大学的古典文学教授，有一患自闭症的儿子；Raymaker女士则是俄勒冈一所大学的社会学教授，自身曾患亚斯伯格综合征。由于她们的社会科学的知识背景，加之对自闭症谱系的切身体会，在文章中以人文关怀的视角，侧重论述了人们对于自闭症的“误区”，引起了较大反响。她们选择了10个最具争议的话题，讨论的问题涉及了“自闭症谱系”；并反映了单纯医学（残障模型）观点和社会生态（模型）观点对自闭症的不同认知。

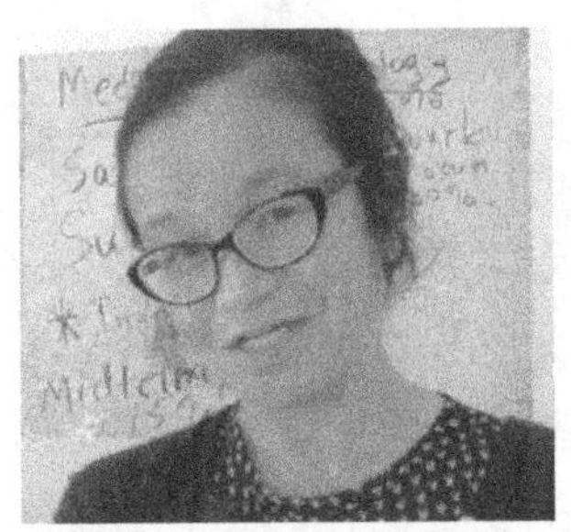

图 3-1　Kiristina Chew

图片来源：https：//classics. rutgers. edu/people/faculty/244-kristina-chew。

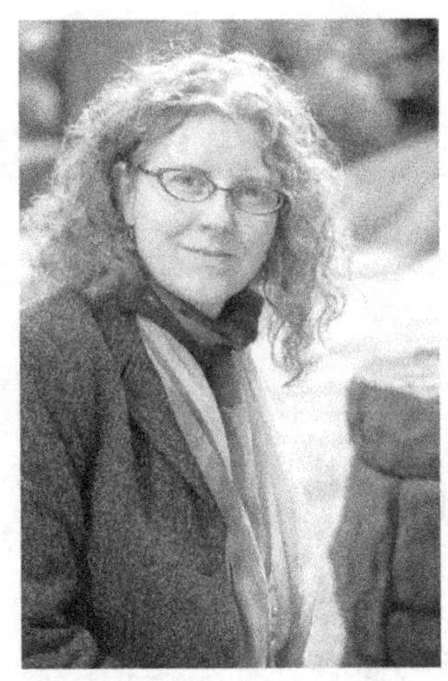

图 3-2　Dora Raymaker

图片来源：https：//www. eurekalert. org/pub_releases/2017-02/psu-art022017. php。

笔者认为，以完整观[2]中的阐述医学“有形”与“无形”部分结合的观点，对自闭症的认识，相较于单纯医学模式，宜以采用生态-医学模式为上。下面对此10项争议，在紧随客观基本描述这两位作者的论点之后，加上笔者的简要阐述（楷体字）。

争论一，个“人”与成见：自闭症患者不招人喜欢、不与人来往。受困于自闭症世界，神秘而难懂，没有同理心。但轻者智力正常甚或超常。有的精于计算机、擅长数学，像“雨人”一样能一瞥而知数。这些表现招致了两极看法。即，有时被妖魔化，认为该病是像癌症一样的疾病。智力低下，无法教育。没有希望。白痴。活受罪。死了最好。有时又被过度吹捧，认为是天才、怪才。像爱因斯坦一样的人。神奇得让人叹为观止。说他们是能对物理学做出革命性贡献却无法学会系鞋带的怪才。其实两者都是偏见所致。实际上，自闭症人士并非如人们所描述的那样。首先他们是人。不论功能高低，他们都是自成一体的人。上述成见不仅仅是抽去了他们的人性。去人性化的后果是给虐待、背弃和侵犯自闭症人士人权等行为提供了借口。

评语：社会是系统，人是组分。这里的核心是构成社会的“人”。任何无视人之要素的理念、行为等，无论是过度乐观吹捧，还是极为悲观、绝

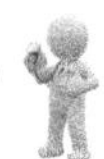

望，皆可将自闭症人士与社会“剥离”，使他们无时不感到自己是“低于”常人的“废人”，是社会的负担和累赘。从而事实上形成了一个被歧视的群体。

争论二，自闭症的康复：尽管有有力的证据提示，相当多的自闭症很有可能是由遗传因素造成的终身残疾。然而，确有很多关于自闭症儿童被“治愈”从而摘掉了自闭症帽子的报道，而且吸引了大量媒体的关注。因而可能会误导社会，将注意力集中在康复上使得自闭症患者眼前的需求被忽视。父母们可能会倾其所有去“治愈”孩子，而对作为人的这个孩子和他所需要的基本教育视而不见。殊不知，后者恰恰实际上是对于包括自闭症患者的每个儿童的成长所必需的，是每个儿童的权利。

评语：如同一座宝塔，或可曰系统，基础教育是每个儿童成长的基石。无此，单纯去追求“塔”的更高层（治愈），则谓离开了系统，无异于“水中求月”，搭建“空中楼阁”，实属枉然。

争论三，协助与治愈：“治愈”这个概念是与医学上的残障模型相联系的。医学模型将残障人士视为“病人”，所以需要“治疗”。而且残疾是由某种人体内部的缺陷“引起”的。这种观点目前很普遍，包括很多自闭症组织也持此观点。另一个观点，是建立在社会生态学模型的基础上的。这个观点着眼于残疾人与环境的关系，认为残疾是由于个人与环境不相匹配而“引起”的。这个观点认为“治愈”的概念是荒谬的（甚至是侮辱性的），因为该观点并不把残疾看成仅仅是由人体内部的缺陷造成的。相反，这个观点要问的是，如何将残疾人与环境协调起来？其答案可能是改善环境以适应残疾人的需要，也可能是采取某种疗法来改善残疾人自己。通常，残障权益组织，自闭症权利活动家们，和自闭症自我维权者们，均持社会模型或社会生态学模型的观点。这种观点更注重接纳、教育和协助，认为这些才是使残疾人获得健康和幸福的关键。

评语：“完整观”是顺应和支持由单纯医学模式向生物（心理）医学模式之转化的有力理论和实践体系。精神（心理）与体物质相关联，处于同一系统中，不能割裂开来看。

争论四，权益维护者与权益维护者：“自闭症权益维护者”是一个需要谨慎对待的词。以此自封的人们其实可能对残障问题，自闭症权益问题，以及维权的侧重点等有着完全相反的看法。倾向于医学模型的维权者们所力争的是将自闭症“治愈”。他们呼吁对自闭症的病因、治疗手段和完全康复做生物医学方面的研究。倾向于社会生态学模型的维权者们则呼吁沟通、接纳和协助。他们将自闭症人士看成是残障人群中有着自己的文化方式的少数人群体。而且，他们将自闭症及一切残障都看成是生物多样性（也叫神经多样性）的一个重要部分。因此，他们的呼吁一般是关于残疾人服务，提供适当渠道以促进社会融入，着眼于自闭症患者自身进步的教育和疗法，以及教育公众以获得对自闭症人士更大限度的接纳。有人认为，呼吁支持和接纳而不是“治愈”的自闭症人士一定是“高功能”的（见争论五），他们自己的自闭症一定不很严重。其实绝对不是这么回事。

评语：系统的范畴关乎结果，至关重要。单纯医学模型的维权者会忽略自闭症人士情感的看护。侧重社会生态学模型的维权者则无此遗憾。但也切不可偏颇而无视医学及科研对于自闭症的认识加深和由此带来的矫正的进步。二者有机的结合才能形成一完整系统，是使自闭症人士真正得到身、心改善的关键。

争论五，自闭症谱系：单纯从“功能高低”来看自闭症，一个“高功能”的患亚斯伯格综合征的大学生和一个“低功能”的不会说话并有自伤行为的儿童是否可同归于一个“自闭症”名词下呢？怎么会属于同一个自闭谱系呢？首先，功能水平这个词的定义本身就模糊不清。“高功能”和“低功能”代表的意义比它们字面的意思更为含糊。一般认为“高功能自闭症”在谱系中属于“轻度”，是靠近亚斯伯格综合征的一端。而“低功能自闭症”是在“重度自闭症”端。可是功能的划分究竟是以什么为依据的呢？语言能力？智商高低？表现得接近正常？学习能力？调适能力？仅仅由于一个人有正常偏上的智商并上了大学，不等于他在找工作、恋爱结婚和独立生活方面就没有困难。不能说自闭症成人的体验与“重度”自闭症儿童的体验毫无共同之处，因为二者在对感官刺激的反应和交流困难上有很多相似之处，而自闭症谱系的概念确实能够帮助我们更清晰地了解自闭症。

评语：我们无时无刻不处于系统中。因应不同的情况，会有不同的系统。系统之概念即是说系统中之各成分之间有关联、互动。自闭症谱系可以较准确的囊括具有程度不同的“自闭症”个体。为社会中医疗、文化（宣传、教育）、保险、立法等机构提供明确的依据。

争论六，所谓的自闭症的流行趋势：在20世纪60年代，人们认为自闭症是非常罕见的，儿童中只有0.3‰的发病率。2007年2月，美国疾病控制中心（the Centers for Disease Control，CDC）发布了两个涉及22个州的关于

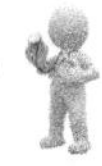

自闭症谱系的普查结果。使用新建的自闭症与发育障碍监测网（Autism and Developmental Disabilities Monitoring Network），CDC的研究人员发现，平均每150个儿童就有一人在自闭症谱系里，以新泽西州为最高，比率是100∶1。有人认为这些数据表明了自闭症有流行的趋势。但是，仅仅是给人感觉有“更多的自闭症患者”不等于患者的数量确实增加了，因为有些因素也可以解释这个现象：①对自闭症的了解的增加；②儿童患者比过去更早获得诊断；③诊断标准的修订；④更准确的统计方式；⑤社会对残障人士观念上的变化，使人们更容易承认和接受自闭症。

评语：由于科学技术的飞速发展，“大健康”与“大数据”的概念相继出现。个体（每个人）与系统（社会）的联系更加全面和紧密。因此，越来越多的非与系统完全协调的个体会被发现。这非代表流行趋势。而怎样“剥离”这个因素，发现是否该病逐年递增或减少，则是需要卫生科研人员发掘的。

争论七，基因与环境：科学家们认为自闭症的成因是非单一的，越来越多的研究证据指向遗传因素。还有一些关于自闭症成因的理论是公众耳熟能详的，如父母的年龄，电视的影响，不断增加的污染环境中沉积的化学物质、超生波、重金属中毒等因素，而且这个单子还在加长（亦有提出疫苗里含有作为防腐剂的汞与自闭症有关联的假说。但多数研究证据表明这种所谓“汞中毒”的假说难以成立）。然而，纠缠于自闭症成因的结果，是减少了对自闭症人士和他们的家庭亟需解决的问题的关注，如住房，就业和对一些患者提供长期的养护。

评语：因为自闭症所具有的社会交流障碍特征，有人戏称之为“社会病”。尽管有证据指向遗传基因的改变，但并不等于说患者无法改变。我们知道神经系统具有神经和突触的可塑性（neuronal and synaptic plasticity）的功能，可以因应异常刺激而（逐渐）形成相应神经廻路的事实。所以，机体内外理化因素的变化固然重要，但亦不可忽略精神因素，因此，对患者长期的精神的调理至关重要。因为机体和其收受互动信号的社会是一完整系统，缺一不可。

争论八，对疫苗的恐惧：迄今没有确凿的科学证据支持疫苗与自闭症之间的联系。然而许多家长仍对打疫苗忧心忡忡，而不是担心孩子不打疫苗会得严重的传染病（如麻疹。据报道，美国麻疹的发病率今年创了新高）。关于疫苗与自闭症有某种联系的说法分散了自闭症群体的力量和资源，降低了对于教育、住房和求职等问题的关注程度。尽管越来越多的科学研究不支持疫苗与自闭症的联系，那些“支持疫苗安全性的游说者们”仍在试图将这个问题保持在公众的视线之内。

评语：系统（疗愈）的运作需要各部完整、有机结合；缺一不可。切忌“一叶障目”“只见树木，不见森林”，即注重了某个重要性和真实性都有待证实的局部（如所谓“疫苗说”），而疏忽了对整体的把握。

争论九，社会服务项目：一些向自闭症人士开放的社会服务项目，包括职业康复训练，独立生活能力训练，特殊教育，社会保险，以及与发育障碍有关的一些项目等，涵盖了就业，教育，住房，自理和娱乐等各个方面。表面看上去确实不错，可是在实践上，这些服务常常引发很多争议。例如：①资格（甄选范围）：是不是所有需要这些服务的人都得到了服务？服务的提供者们是否对自闭症有足够的了解，能否正确判断服务对象的资格？②便利性：申请使用这些服务的手续是否简便？服务本身是否到位、安全、方便用户？③融入：怎样才叫融入？融入是否值得不惜一切代价去追求？一些必要的学习或生存方面的服务项目是否向不同社会阶层的人们开放？④效力：服务是着眼于长期的健康，还是以救急为目标？如何将有限的资金用在刀刃儿上？⑤个性化：人们常说：“如果你见到过一个自闭症患者，你只是见到了一个自闭症患者。”个性化教育方案（individualized education plans）是否确实是根据孩子的特殊需要制定的呢？服务部门会不会只是僵化地照章行事呢？

评语：相对于其他几项争议来讲，这是一个层次比较深的问题。系统的建立与完善绝非一蹴而就。系统和个体双方皆有对接的需求。例如，首先，遴选的标准（对自闭症的诊断）是否纳入了真正的患病个体。其次，系统的建立（所含内容前面已述）怎样才能真正使患者感到适应并起到矫正的效果？而一个真正“有效”的系统又怎样能涵盖所有的个体？再者，当系统和个体“磨合”好后，其的持久性问题就摆到了桌面上，因为对自闭症的矫治是一个相对长期持久的过程。

争论十，谁来代表自闭症人士：很多与自闭症有关的组织没有让自闭症人士参与组织的运作和政策的制定。对此，一般的说法是：自闭症人士在精神方面的缺陷使他们无法胜任这类工作；如果一个自闭症人士确能胜任这样的工作，那么他一定不是“真正的”自闭症患者；或者，不可能找到一个符合该组织理念的自闭症人士。有些组织只是象征性地吸收自闭症人士，比

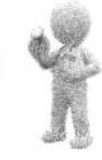

如让他们设计募捐活动的传单，但从来没有赋予他们真正的权力。还有很多组织没有给出任何理由，至今仍将自闭症人士排斥在外。很多关于自闭症的公共政策是在没有听取自闭症人士的意见的情况下制定的。尽管父母和相关人士的意见也很重要，但一个无可否认的事实是，自闭症人士面临着“有纳税无（直接）代表”，“自己的事自己不能做主”的局面，被系统性地剥夺了决策权。

评语：完整疗愈一个最重要的精华部分是“自愈、愈他”。即只有将患者自身真正纳入到系统中来，让患者感到自己是“主人”，有参与决策的权利；而绝无感到自己只是施治对象。这样，患者无论从主观上（有了自豪的参与、掌握自己命运的感觉），还是从客观上（有了患者的参与，有关决策会更加贴切实际，惠及更多患者），都达到了自愈（前者）、愈他（后者）的目的。

（宋为、宋耕）

注　释

＊伊曼努尔·康德（德文：Immanuel Kant，公元 1724 年 4 月 22 日—公元 1804 年 2 月 12 日，享年 79 岁），出生和逝世于德国柯尼斯堡，德国作家、哲学家，德国古典哲学创始人，其学说深深影响近代西方哲学，并开启了德国古典哲学和康德主义等诸多流派。康德是启蒙运动时期最后一位主要哲学家，是德国思想界的代表人物。他调和了勒内·笛卡儿的理性主义与弗朗西斯·培根的经验主义，被认为是继苏格拉底、柏拉图和亚里士多德后，西方最具影响力的思想家之一。[3]

参 考 文 献

[1] CHEW K，RAYMAKER D. Autism controversies [EB/OL]. [2018 - 10 - 25]. http：//doraraymaker. com/change/2008/12/31/10-autism-controversies.

[2] 宋耕. 生命完整疗愈 [M]. 南京：中南大学出版社，2016.

[3] 百度百科. 伊曼努尔·康德 [EB/OL]. https：//baike. baidu. com/item/伊曼努尔·康德.

第四章　经典遗传学研究

随着一幅幅基因图谱的展开，越来越多的谜团浮出水面。新问题环环相扣、相互影响，我们对生命的理解还远远不够。因此，生命科学需要借助其他学科的知识共同探索答案，而这正是现代科学很重要的一部分。

——大卫·巴尔的摩*

在本章中，首先需要回答两个问题：第一，自闭症的发病是否有遗传因素存在？第二，自闭症患者是否存在基因的改变？坦率地讲，自闭症与遗传因素（包括染色体和基因）的关系，是个一直困惑大家的问题。一方面，因应基因测序技术的发展，确有发现自闭症个体与正常人不一样的基因结构异常；另一方面，它与我们已知的遗传性疾病（这里主要是指有明确染色体病变或单基因遗传因素）相比，并不像前者的"遗传"致病因素那么简单明确，例如，血友病是一种性联隐性遗传疾病，女性传递，男性必发病。但对自闭症迄今为止的观察，无此明确"必然"，这是因为ASD的遗传因素存在高度的异质性。

为什么这样讲呢？正如在下面的内容中会详述，符合孟德尔遗传规律的单基因突变造成的综合征类ASD患者，如*MECP2*、*FMR1*和*UBE3A*等，仅占总病例约10%。尽管如此，读者在下面会读到，此类患者ASD仅为伴随症状，而非真正意义上的自闭症。

影响基因剂量的拷贝数变异（copy number variants，CNVs）和干扰基因功能的单核苷酸变异（single nucleotide variant，SNV）约占ASD总数的25%，更高些。

同一基因的不同突变导致不同的疾病，如*SHANK3*基因的p. R1117X突

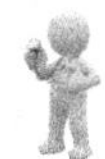

变与精神分裂症相关，而 p. A1227fs 突变与 ASD 相关。16p11. 2 位点的 CNV 可以造成包括 ASD 和精神分裂症等疾病，但该位点的 CNV 可以遗传自表型正常的家庭成员，即父亲或母亲虽然携带相应突变但不发病，并且在未受影响的大众群体中也有携带该 CNV 的个体。这种 ASD 相关遗传变异的表型和基因型不一致的原因可能是基因与环境的相互作用的不同。这是否属于表观遗传学的机理，尚待厘清。

并不是所有的 ASD（甚至于只是少数病例）都存在可检出的上述明确与临床表现相对应的基因变化。因此，我们更倾向于将占大多数的例子归为所谓“多基因遗传病”。顾名思义，这类疾病涉及多个基因起作用，与单基因病不同的是这些基因没有显性和隐性的关系，每个基因只有微效累加的作用，因此同样的病不同的人由于可能涉及的致病基因数目上的不同，其病情严重程度、复发风险均可有明显的不同，且表现出家族聚集现象。

还有相当数量的病例，遗传基因并没有发生我们已知的结构变化，但因为所谓的一些表达“修饰”因素的变化所致，出现了一些与基因关联的疾病表型。这部分将会在单独的章节里加以介绍。

一、自闭症的遗传背景

多年来的临床观察显示，自闭症具有明显的遗传背景。主要表现在以下 6 个方面：

①同卵双胞胎共患自闭症的概率为 50%～90%，高于异卵双胞胎。而这仅用相同的宫内环境的影响无法解释。

②自闭症患儿父母再生二胎，其患病概率显著高于正常人群。相较于普通人群的发病率（1%），对于自闭症家庭，二胎起罹患此病的概率可达 8%～19%[1]。

③男性患病比例明显高于女性。从基因缺陷的角度讲，女性有两条 X 染色体，当等位基因中的一个有缺陷时，尚可不发病（隐性遗传模式）。但男性仅有一条 X 染色体，因此基因缺陷可表现出来。这意味着自闭症可能跟性染色体有关。在这方面，已有一些相关证据指向 X 染色体连锁的基因与自闭症有关。如脆性 X 染色体综合征（fragile X syndrome，FXS），由 X 染色体上 *FMR1* 和 *FMR2*（也叫 *AFF2*）基因突变所致。FXS 的患者，一般表现为中度到重度的智力障碍，其中近一半的患者按《精神障碍性疾病诊断和统计学手册》（第五版）的标准可明确观察到自闭症的表型[2]。

FMR1 和 *FMR2* 基因被认为或怀疑是自闭症致病基因[3]。

④患病风险与父母生育年龄成正比。这是因为年龄越大，生殖细胞DNA发生突变的概率越大。

⑤自闭症患者和父母有相似的表型。这可能是多基因遗传的表现。

⑥已发现大量自闭症临床相关的基因变化。随着测序技术的进步，通过对自闭症群体家庭进行全基因组或者全外显子组扫描，科学家已经发现了大量自闭症相关的基因突变，这些突变，有些是遗传自父母的突变，有些是新发的突变，有些是单个碱基的突变（点突变），有些是大的、复杂的结构变异。

二、自闭症的基因改变

自闭症相关的遗传基因改变主要分为4类：自闭症相关的综合征（ASD-related syndromes），罕见的染色体结构异常（rare chromosomal abnormalities），罕见的拷贝数变异（CNVs，注：与拷贝数变异相关的致病基因尚不清楚）和罕见的外显基因（penetrant genes，该基因突变能与疾病表型对应起来）。

1）自闭症相关的综合征

在讲到自闭症的分类时，我们认为该类综合征是病因各自不同的疾病，但其特点是都有不同比例的患者伴有“自闭症”的表现。在探索病因时逐渐发现，一些可能与自闭症症状有关的基因的异常会在此类中不同的疾病中同时出现。这些基因的变化有可能就是不同疾病中自闭症表现的共同基础。也就是说，通过对这些疾病发病原因的探讨，可能会找到与自闭症表型相关基因，从而为真正的自闭症患者找到病因及治疗的靶点。

例如，某些基因的低表达水平，如泛素连接酶A3（*UBE3A*）和γ-氨基丁酸A受体β亚型（*GABRB3*），在安格曼综合征、雷特综合征及散发型自闭症中均可见到[3]。前者为泛素系统的重要分子。而机体泛素系统是清除细胞受损蛋白质的“清道夫”。不难想象，*UBE3A* 的缺乏会造成细胞受损。后者是已知的能够影响大脑突触功能的基因，也就是说 *GABRB*3 对于神经的信号传递起着关键的作用。在ASD患者中这两个基因常常会发生突变。

突变的结果不仅导致刚说的基因水平的异常下降，还可引起某些基因的异常高表达。如 *UBE3A* 的突变可导致其的底物“醛脱氢酶1家族A亚型的β亚单位”（ALDH1A2）减少，失衡。而ALDH1A2蛋白是维生素A一步步

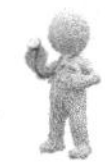

转化成维 A 酸过程中最重要的酶之一。无论是 *UBE3A* 出了问题，还是 ALDH1A2 蛋白出了问题，最终影响的都可能是细胞中维 A 酸的含量。在正常的细胞中，维 A 酸的含量维持一种稳态。其在细胞中发挥重要作用，如神经元的分化、大脑发育、神经突触的可塑性等。动物实验证实，当用抑制剂或遗传手段，来降低小鼠大脑前额叶区域神经元中维 A 酸的含量时，小鼠会出现自闭症的特征行为。当补偿维 A 酸时，小鼠的自闭症症状获得缓解。

另一个例子是在安格曼综合征的患者，可出现雷特综合征的关键基因"特异性甲基化结合蛋白"（methyl CpG binding protein 2，*MECP2*）的突变。这样的患者同时会有雷特综合征的表现。

2）罕见的染色体结构异常

自从高分辨度的核型检测技术问世以后，尽管罕见，但的确在很小比例的有自闭症表型者中发现染色体结构异常，如 21 - 三体型综合征（多一条 21 号染色单体）；特纳综合征（X 染色体缺失或结构异常所致）；多一条 X 染色体或多一条 Y 染色体等综合征。这类患者相较于上述第一类来说，特点是基因结构的变化更大、产生的"破坏"性结果更明显。因此，更是以自身相关疾病的表现为主，自闭症的表现是相伴症状，其基因基础可能是由于"罕见"的染色体结构异常，而带来的"伴随"效应。另外，因为染色体结构变化很显著，故其的检出也相对容易。

3）罕见的拷贝数变异

拷贝数变异是指大于 1 kb 的染色体结构变异，包括重复和缺失[4]。说"罕见"仍是指其在有自闭症表现的患者中检出率很低。这种异常可以是遗传（inherited）所致，也可以是新生突变（de novo mutation）引起。这种变化既可以是仅累及单个基因的基因序列突变，亦可波及几个基因，引起"基因组的紊乱"[1]。

一个比较经典的研究例子是，在安格曼综合征和普拉德 - 威利综合征中，染色体数目并未改变，但 15 号染色体长臂 1 区 1 带到 1 区 3 带（15q11-13）这个区域结构发生异常（通常是指"重复"）。这里涉及一表观遗传学机制"亲代基因组印记"（parental genomic imprinting）。指在此区域，两个亲本等位基因因甲基化程度不同而导致的一个亲本等位基因沉默，而另一个亲本等位基因保持活性的现象，即"单一功能性拷贝"[5]。由于结构的重复，从而破坏了这一原则，而出现病变。重复的部分来自父母不同方染色体，则会出现不同的症状表现。如来自父方或两条带此异常重复结构的15号染色体皆来自母方，则为普拉德-威利综合征表型；如来自母方，则为安格曼综合征表型。

4）罕见的外显基因突变

外显基因（penetrant genes）是指位于基因外显子中的基因序列，它们的表达决定生物的性状。这些基因的突变能与疾病表型对应起来。随着测序技术和基因功能研究方法的的进步和突破，正不断被报道并证实跟自闭症相关。

①轴突蛋白家族（Nrxn superfamily）和突触蛋白家族（NLGN superfamily）：这是一系列突触相关基因，如属于前者的*NRXN1*、*CNTNAP2*、*SHANK3*和属于后者的*NLGN3*、*NLGN4X*等。这些基因的突变可能导致了突触可塑性（synaptic plasticity）的改变，从而导致自闭症（为了主动适应并对外界环境各种变化做出反应，神经系统发生结构和功能的改变，并维持一定时间，这种变化就是神经的可塑性）[6]。更形象一点的解释是，这一大类基因所编码的主要是在突触中有粘连功能的蛋白，这类突触粘连蛋白负责把突触连接起来。这个家族蛋白中的neuroligin蛋白位于突触的接收端，而neurexin蛋白位于突触的信号发放端，它们相互作用使神经细胞间得以进行正常的信号传递[7]。

②双特异性酪氨酸磷酸化调节激酶家族（DYRK superfamily）：其中的一个成员“双特异性酪氨酸磷酸化调节激酶1A”（*DYRK1A*）在神经发育过程中扮演了重要角色。借着其的“蛋白质磷酸化”功能，即由蛋白质激酶催化，从而把ATP的磷酸基转移到底物蛋白质氨基酸残基（丝氨酸、苏氨酸、酪氨酸）上的过程，或者在信号作用下结合GTP，在细胞信号转导的过程中起重要作用。蛋白质磷酸化是调节和控制蛋白质活力和功能的最基本、最普遍，也是最重要的机制。研究人员已经在自闭症患者中筛查到*DYRK1A*基因的5个错义突变，并通过构建突变型*DYRK1A*，对其在细胞生长、皮层发育等过程中的功能做进一步研究，发现*DYRK1A*与自闭症相关的无义突变导致了DYRK1A蛋白的功能缺失[8]。

三、基因结构异常对于解释自闭症病因的覆盖

那么，迄今到底有多少自闭症可用异常遗传结构来解释呢？据估算，罕见突变（包括可遗传突变和新生突变）能解释10%~30%的病例。而这主

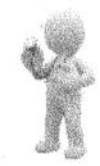

要还要归功于染色体检查、DNA 测序等分子生物学技术的不断改进和发展。因应着这些技术的飞跃，许多“微小”的基因序列变化得以在“单纯”自闭症中发现。目前，已有几十个自闭症“相关（易感）”基因被报道。后者的定义主要为两点：其一，突变率在患自闭症时显著增加；其二，与疾病的表型有机制性关联。

在最近这样的大量新发现之前，正如前述，仅有 2%~3% 的自闭症患者能被已知基因突变解释：而这些突变往往属于单一基因突变造成的罕见遗传疾病综合征，如脆性 X 染色体综合征及结节性硬化症。这些综合征通常会带有自闭症的核心症状，伴有他们自身的特点及智力障碍。笔者认为其与单纯性自闭症应是有概念上的区别的。

即使现今伴随着检测技术的飞速发展，尽管比例上提升很多，但是占多数的自闭症个体仍无法用遗传基因的改变来解释。概括起来，无外乎下列因素：第一，可能属于尚未发现，而有赖于测试技术的更进一步改进；第二，亦可能是表观遗传学的变化，而非经典遗传学的改变，这会在单独的章节中论及；第三，可能真的与遗传因素无关。

（宋　为）

注　释

* 大卫·巴尔的摩（1938 年—），是一名美国微生物学家。美国科学促进会（AAAS）原主席。因其颠覆性的发现，他是他那个时代最具影响也最具争议的生物学家。巴尔的摩还是脱氧核糖核酸重组技术（DNA recombinant techniques）的先驱。1975 年，他因为发现逆转录酶（reverse transcriptase）而与其他科学家共同获得诺贝尔生理学－医学奖。该酶可以使遗传信息由核糖核酸传递给脱氧核糖核酸，颠覆了此前遗传信息是先由脱氧核糖核酸到核糖核酸最后到蛋白质这样单向传递的经典学说。据此酶，单链的核糖核酸病毒可以自我复制，并因此使其可以和宿主细胞中的双链的脱氧核糖核酸相容。在病因学和生物工程技术的发展上开启了巨大利用前景。在 1999 年，凭借他对病毒学、分子生物学及免疫学的研究的巨大贡献，荣获美国国家科学奖章。[9]

参考文献

[1] DEVLIN B, SCHERER S W. Genetic architecture of autism spectrum disorders [M]. Current opinion in genetics and development, 2012, 22: 229 - 237.

[2] MCCARY L M, ROBERTS J E. Early identification of autism in fragile X syndrome: a review [J]. Journal of intellectual disability resarch, 2013, 57 (9): 803 - 814.

[3] ABRAHAMS B S, GESCHWIND D H. Advances in autism genetics: on the threshold of a new neurobiology [J]. Nature reviews genetics. 2008, 9 (5): 341 - 355.

[4] 赵晖，张永超，张永清．自闭症谱系障碍的分子遗传学研究进展［J］. 遗传，2015，37（9）：845 - 854.

[5] KALSNER L, CHAMBERLAIN S J. Prader-Willi, Angelman, and 15q11-q13 duplication syndromes [J]. Pediatric clinics of North America, 2015, 62 (3): 587 - 606.

[6] 王明帮．哪些基因是科学家们可以明确查出跟自闭症相关的？［EB/OL］.［2018 - 10 - 26］. http://chuansong. me/n/946875852612.

[7] 仇子龙．自闭症研究进展及其前景展望［EB/OL］.［2018 - 10 - 26］. http://sciencenets. com/article-253-1. html.

[8] DANG T, DUAN W Y, YU B, et al. Autism-associated Dyrk1a truncation mutants impair neuronal dendritic and spine growth and interfere with postnatal cortical development [J]. Molecular psychiatry, 2017, 233 (3): 747 - 758.

[9] 百度百科．大卫·巴尔的摩［EB/OL］. https://baike. baidu. com/item/大卫·巴尔的摩.

第五章　表观遗传学研究

“你可以继承 DNA 序列之外的一些东西。这正是现在遗传学中让我们激动的地方。”

——詹姆斯·杜威·沃森*

关于自闭症的成因，众说纷纭，目前尚无统一定论。但对于自闭症发病原因的探讨一直方兴未艾，这在第一章中已有全面论述。在本章，笔者试图围绕着一些重点领域从以下两方面展开进行阐述。首先，针对已有的科研成果进行归类、分析；其次，由于新观念、新技术如雨后春笋，不断涌现，因此，对于其在自闭症研究领域可能的应用前景加以探讨。“表观遗传学”的观察属于前一个方面，因为其与自闭症成因的关联已有相当的研究。

一、经典遗传学与表观遗传学

一个生物体（或细胞）可以观察到的性状或特征，包括个体形态、功能等各方面的表现，如身高、肤色、血型、酶活力、药物耐受力乃至性格等，称为表型（phenotype）。其是由特定的基因型所决定的。

长期以来人们都认为基因组 DNA 决定着生物体的全部表型，但渐渐发现有些现象无法用经典的遗传学（genetics）理论解释，例如，基因完全相同的同卵双胞胎在同样的环境中长大后，他们在性格、健康等方面会有较大的差异。这说明在 DNA 序列没有发生变化的情况下，生物体的一些表型却发生了改变。因此，科学家们又提出“表观遗传学”（epigenetics）这一概念。这是英国的生物学家沃丁顿（Waddington）在 1939 年首先创造的术语，他认为生物体在基因和基因表型之间存在着某种控制机制。在英文中前缀“epi-”表示“在……之上”“在……之外”的意思。意指在基因序列不变的情况下，由环绕因素决定的表型。

表观遗传学是在研究与经典遗传学不相符的许多生命现象过程中逐步发展起来的一门前沿学科，它是与经典遗传学相对应的概念。现在人们认为，基因组含有两类遗传信息，一类是传统意义上的遗传信息，即基因组DNA序列所提供的遗传信息，另一类则是表观遗传学信息，即基因组DNA的修饰，它提供了何时、何地、以何种方式去应用DNA遗传信息的指令。

探讨自闭症中的基因变化亦无外乎于从这两方面入手。自闭症患者基因的异常，如染色体结构的异常、基因遗传的多态性等病理变化，归于经典遗传学的范畴。皆在第一章中有所述及。在此重点讨论自闭症中涉及表观遗传学的变化。

英国伦敦大学国王学院的科学家们对具有完全相同基因的同卵双胞胎进行了研究观察[1]。而研究的证据显示，自闭症谱系障碍（ASD）在“单卵双生”中有很强的遗传倾向，即，当同卵双胞胎中的一个有ASD时，另外一个也有。此种情况的发生约占所雇研究对象的70%。而以往的研究表明指导大脑发育的基因可能涉及这种失调。然而，另外30%的受试者，即使是同卵双胞胎，亦非二者皆患ASD。考虑到同卵双胞胎有相同的遗传密码，这就提示，非遗传的或表观遗传的因素有可能参与其中。

二、影响表观遗传学的因素

实质就是对DNA及其相关遗传组分的修饰（modification）因素，在遗传密码（碱基）未曾丢失的前提下，影响到了其的表达。到目前为止，已有下列修饰机制被发现。

1. DNA修饰

DNA甲基化（DNA methylation）是最早发现的修饰途径之一。通俗地讲，甲基化就像是一个“帽子”，当DNA“戴上”它，就不能表达了，详细机制如下：

基本分子结构：甲基化发生在CpG位点（或称为CG位点），是指DNA的某个区域的碱基序列以胞（C）嘧啶接着鸟（G）嘌呤出现。“CpG”是“—C—磷酸—G—”的缩写，指磷酸二酯键连接了胞嘧啶和鸟嘌呤，其中C位于5′端而G位于3′端。在DNA甲基转移酶（DNA methyltransferase，DNMT）的催化下，DNA的C、G两个核苷酸的胞嘧啶被选择性地添加甲基，形成5－甲基胞嘧啶。

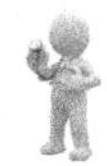

导致基因失活机制：甲基化达到一定程度时会导致某些区域 DNA 构象变化，使 DNA 结构收缩，螺旋加深，使许多蛋白质（转录调节）因子赖以结合的原件缩入大沟而不利于转录的起始；此外，序列特异性甲基化结合蛋白（MBD/MeCP）可与启动子区的甲基化 CpG 岛结合，阻止转录因子与启动子作用，从而阻抑基因转录过程，导致基因失活。在正常机体，基因组中 60%~90% 的 CpG 都被甲基化，表明其在正常生命活动中起重要调节作用。然而，其余未甲基化的 CpG 则成簇地组成 CpG 岛，位于关键部位，即结构基因启动子的核心序列和转录起始点。从而保证了正常的基因活动的启动和转录。可想而知，异常的甲基化当然会抑制基因的转录，导致其失活。

自闭症患者 DNA 甲基化异常的证据：在前述的这项来自英国的双胞胎早期发展研究中，同时检查了 50 对同卵双胞胎（100 人）的样品，对基因组 DNA 上超过 27 000 个点做了甲基化的检测[1]。在这些双胞胎中，34 对中仅有一人有明显的自闭症或自闭症相关的特征，5 对双胞胎则同时患有 ASD，还有 11 对完全健康。观察发现，1）整个基因组 DNA 甲基化位点的数目也与自闭症症状的严重程度相关，暗示两者之间的定量关系。2）遗传位点的 DNA 甲基化与自闭症的发生和表现有特定关系。例如，一些遗传位点的 DNA 甲基化改变发生在所有 ASD 患者上，而其他遗传位点上的差异对应于具体的某些症状群。3）一些 DNA 甲基化的点位于以往的研究中确定与早期大脑发育和 ASD 相关的基因区域。提示了甲基化与神经发育障碍和 ASD 发病的密切关系。

2. 组蛋白（histone）修饰

真核生物 DNA 被组蛋白紧密包绕，形成染色质的基本结构单位——核小体。组蛋白修饰是指组蛋白在相关酶作用下发生甲基化、乙酰化、磷酸化、腺苷酸化、泛素化、ADP 核糖基化等修饰的过程。组蛋白上的许多位点都可以被修饰，尤其是赖氨酸。组蛋白修饰可影响组蛋白与 DNA 双链的亲和性，从而改变染色质的疏松和凝集状态，进而影响转录因子等调节蛋白与染色质的结合，影响基因表达。

近期发表在顶级生物学杂志《细胞》上的一项研究表明，在自闭症谱系障碍（ASD）患者的脑中出现了同样的表观遗传修饰模式——组蛋白乙酰化[2]。有超过 68% 的受试 ASD 患者都出现了这种表观遗传改变，即都在 5000 个基因位点上有同样的组蛋白乙酰化模式。这一表观遗传模式影响了脑中共同的分子通路，提示这可能是这种精神疾病的多种表现的基础。

组蛋白乙酰化主要由组蛋白乙酰化酶（histone acetylases，HATs）和组蛋白去乙酰化酶（histone deacetylases，HDACs）催化完成。HATs 通过在组蛋白赖氨酸残基乙酰化，激活基因转录；HDACs 则使组蛋白去乙酰化，抑制基因转录。HATs 和 HDACs 之间的动态平衡控制着染色质的结构和基因的表达。因此，组蛋白乙酰化和去乙酰化与基因的表达调控密切相关。组蛋白乙酰化状态的失衡与疾病的发生密切相关。例如，最近有研究发现，肿瘤细胞的组蛋白大部分呈低乙酰化状态，提示组蛋白乙酰化修饰对基因表达调控及其在肿瘤发生发展中的作用具有重要意义。因此，基于细胞内组蛋白乙酰化调控机制设计开发抗肿瘤药物已成为研究热点。组蛋白去乙酰化酶抑制剂可以增强细胞内组蛋白乙酰化状态，从而改变肿瘤的生物学特性，而且去乙酰化酶抑制剂作用靶点是整个基因组而不是单个基因，所以去乙酰化酶抑制剂在肿瘤治疗中具有较好的应用前景。与肿瘤学的情况相类似，调节组蛋白乙酰化的状态有可能未来会是有效矫正自闭症的手段之一。

3. 非编码 RNA 调控

从基因（DNA）到蛋白质形成，需要经过由 DNA 转录（transcription）成信使（messenger）RNA，再由 mRNA 翻译（translation）成蛋白质的过程。此过程称为生物学的“中心法则”。很显然，RNA 在基因和蛋白质之间担当了中间角色。由于 DNA 序列中既有含氨基酸编码的区域，称为“外显子”（exon）；又有区隔于外显子之间及两端（3′及 5′端）的“内含子”（intron）。因此，在 DNA 分子转录成 RNA 分子时，其上的外显子、内含子皆会被转录到前体 RNA 中。但 RNA 上的内含子会在 RNA 离开细胞核进行转译前被剪除。仅外显子会在成熟 mRNA 中保留下来。

正因为如此，长久以来，不编码蛋白的大量的 RNA 转录物的功能一直是不太清楚的。研究者们往往忽略了这些非编码的 RNA，因为它们并不遵守生物学的中心法则：从基因到转录成 RNA，再翻译成蛋白质。然而，后来的研究发现，非编码 RNA 不仅不是“垃圾”，而且具有重要功能。不断有其为多种细胞活动过程中的重要调控因子的证据涌现，而这些生物过程与许多的人类疾病息息相关。因此，现在对于非编码 RNA 的确切定义为：不能翻译为蛋白质的，但具有调控功能的 RNA 分子，在调控基因表达过程中发挥着很大的作用。这些分子非常类似于太空科学中的暗物质或暗能量，不是发挥主干作用，但发挥协调作用。这些作用对生命现象来说，是准确性和灵活性的理想模式，可能更为重要。迄今为止，非编码 RNA 的研究、观察

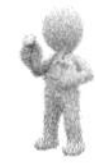

的焦点多集中在两类非编码功能的 RNA 产物上。

1）微小 RNA（microRNA，miRNA）：它是一类小的进化上保守的非编码 RNA，是基因序列3′端非翻译区（untranslation region，UTR）的产物，约 22～24 个核苷酸长度。这些分子在动植物中参与转录后的基因表达调控。即以序列特异性的方式靶向蛋白质编码基因，或 mRNA 编码序列，从而调节蛋白质的翻译和影响 mRNA 分子的稳定性。因此，近年来科学家们发现 microRNA 与多种疾病的发生直接相关。

美国加州大学洛杉矶分校的科学家研究发现自闭症谱系障碍患者的脑组织在一些 microRNA 的表达水平上存在独特变化[3]。而这些 microRNA 调控着许多已知与自闭症有关的基因表达。在该研究中，研究人员检测了因尸检而获取的脑组织标本中近 700 个 microRNA 的表达水平，这些样本包括 55 名生前被诊断为自闭症患者和 42 名作为对照的（生前）正常人。该分析侧重于检测大脑皮层的变化，发现有 58 个 microRNA 表达存在异常，其中 17 个表达低于正常水平，41 个表达高于正常水平。据分析，这些 microRNA 会影响到几百个不同基因的表达，其中有很大一部分是已经被发现的自闭症风险基因。这些基因在自闭症患者中存在突变或变异或异常活性。研究人员从这些 microRNA 中选择了几个与自闭症关联性最强的 microRNA，通过体外细胞实验证实，改变这几个 microRNA 的表达水平会引起相关基因活性的变化，与患者脑组织样本中观察到的变化一致。

2）长链非编码 RNA（long non-coding RNA，lncRNA）：是一类转录本长度超过 200 nt（核苷酸单位）的功能性 RNA 分子，分布于细胞核或胞质内。像 microRNA 一样，它们同样缺乏编码蛋白的能力。但与 miRNA 来源、结构、功能等皆显著不同，表现在以下几个方面：①miRNA 为 3′UTR 的产物；而长链非编码 RNA 则是位于外显子之间的长段空间间隔（内含子）中的序列转录出来的产物。因为这种“长段空间”的存在，就把多个转录“焦点”区割开来。②不像 miRNA 的单一结构，长链非编码 RNA 结构上呈现多样性，多数与其他转录物之间呈错综复杂的正义或反义重叠。③与 miRNA 跨多个物种的高度保守性不同，大多数长链非编码 RNA 保守性不强。④不像 microRNA，其没有一种普遍的作用模式。乃以 RNA 形式在多种层面上（如表观遗传学、转录及转录后调控等）调控基因的表达水平。

研究人员发现在自闭症患者大脑中长链非编码 RNA 有改变。MSNP1AS 即是其中之一。首先，它从携带与自闭症有关的变异基因区域的 5 号染色体转录而来，在携带疾病相关变异基因的自闭症患者的大脑皮质中表达升高。MSNP1AS 有调节膜突蛋白的功能。后者连接细胞骨架和质膜。在中枢神经系统，其对接收神经元信号的结构（轴、树突）十分重要。

与自闭症有潜在关联的另一个长链非编码 RNA 是 LOC389023，它调控二肽基肽酶 10（DPP10），DPP10 与自闭症及其他神经发育障碍有关。其通过对钾离子通道的影响而控制神经元接口或突触的结构和功能。

在过世的自闭症患者脑组织样品中还发现，在重要自闭症连锁基因附近（如脑源性神经营养因子和 *SHANK2*），存在一些表达紊乱的长链非编码 RNA。

在雷特综合征的小鼠模型中，长链非编码 RNA“AK081227”异常表达，其调控 γ-氨基丁酸受体亚基 Rho2（GABRR2）编码基因的表达，GABRR2 与自闭症有密切关系。

4. 染色质重塑（chromatin remodeling）与核小体定位

染色质重塑是指由染色质重塑复合物介导的一系列以染色质上核小体变化为基本特征的生物学过程，是一个重要的表观遗传学机制。染色质重塑可导致核小体位置和结构的变化。核小体是基因转录的“屏障”，被组蛋白紧密缠绕的 DNA 是无法与众多转录因子及活化因子结合的。因此，核小体在基因组中位置的改变对于调控基因表达有着重要影响。随着 DNA 复制、重组、修复及转录控制等生命活动的开展，染色质上的核小体定位一直处于动态变化之中，这种不断的变化需要一系列染色质重塑复合体的作用。

在染色质重塑过程中，重塑因子复合物的作用非常重要。这些复合物都具有 ATP 酶活性。其中，*CHD8* 是一种变异率最高的基因。研究发现，让实验鼠的 *CHD8* 基因出现和人类患者一样的变异，影响到重塑因子复合物的功能，实验鼠会出现交流异常、固执等和人类自闭症非常类似的症状。

三、影响 DNA 及其相关遗传组分的环境

1. 氧自由基

我们生活在富含氧气的空气中，故机体 90% 以上的代谢都是有氧代谢。离开氧气我们的生命就不能存在。但是氧气也有对人体有害的一面，有时候它能损伤健康细胞。当然，直接杀死细胞的并不是氧气本身，而是由它产生的一种叫氧自由基的物质，它是人体的代谢产物。细胞经呼吸获取氧，其中 98% 与细胞器内的葡萄糖和脂肪相结合，转化为能量，满足细胞活动的需

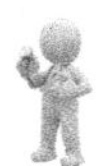

要，另外 2% 的氧则转化成氧自由基。由于这种物质非常活跃，几乎可以与各种物质发生作用，引起一系列对细胞具有破坏性的连锁反应。

在一般情况下，细胞不会遭到这种分子杀手的杀害，这是因为我们人体细胞存在着大量氧自由基的克星——抗氧化剂，例如，小分子的抗氧化物，如脂溶性的维生素 E、水溶性的维生素 C、谷胱甘肽等；还有大分子的抗氧化物，如一些酶类（超氧歧化酶、过氧化氢酶）等。这些天然的抗氧化剂能够与氧自由基发生氧化还原反应，使氧自由基被彻底清除，而只有在某些病理状况导致氧自由基与抗氧化剂失衡的情况下——称为“氧化应激态”，氧自由基才会致细胞甚至机体于死地。

氧化应激不但可导致基因遗传变化，还可诱发表观遗传变化。关于前者，会在单独的章节中详述。氧化应激对 DNA 甲基化（或组蛋白乙酰化）的影响会出现两级的表现，即过度或不足。例如，氧化应激可直接损伤甲基化转移酶的底物 DNA；还可以降低 DNA 碱基对甲基的接受能力，从而导致低甲基化（hypomethylation）。但是，活性氧在某些特定情况下可通过特定细胞机制，活化某些蛋白基因，增加其表达。而后者通过活化甲基转移酶或乙酰化酶增强 DNA 甲基化（hypermethylation）或组蛋白乙酰化[4]。在肿瘤的研究中已经发现，一方面，氧自由基的升高可以引起基因组整体水平的低甲基化、基因组稳定性降低；同时又往往伴随着抑癌基因的高甲基化。而这些恐怕就是肿瘤细胞“疯长”的物质基础之一。

在第一章中谈到，自闭症患儿有包括硒在内的微量元素的缺乏。硒是人类和动物的一种必需微量元素，它的缺乏和过量均可导致疾病的发生。在生物体内它主要通过构成含硒酶来发挥作用。谷胱甘肽过氧化物酶（glutathione peroxidase，Se-GPx），是生物体内一种重要的含硒酶，硒是该酶活性中心的构成成分。这种酶的主要作用是促进氢过氧化物代谢，减少它们（氧自由基）对机体（特别是中枢神经系统）的损伤作用[5]。自闭症谱系障碍患者，该酶的活性明显降低，从而氧自由基水平显著增高，导致蛋氨酸合成酶活性受到抑制。使得甲基的供体 S-腺苷甲硫氨酸减少，而甲基化的抑制物 S-腺苷增加，因此包括 DNA 在内的所有甲基化都降低[6]。这可能是自闭症患儿中枢神经系统基因表达失衡，尤以自闭症易感基因过度表达的因素之一。

2. 毒素

在全球工业化以惊人的速度推进的今天，环境污染情况也日益加重。因此，环境中存在的越来越多的毒素，对包括自闭症在内的疾病的表观遗传学的影响，早已成为了人们重视的焦点之一。例如，一项研究发现，在以前地球“甚为干净的土地”格陵兰的原住民——因纽特人中，受现在持续存在的有机污染物的影响，基因组 DNA 甲基化水平显著降低。研究证据显示，与氧自由基的作用相类似，该类污染物削弱 DNA 甲基化，亦是通过过量结合谷胱甘肽，导致谷胱甘肽过氧化物酶减少、活性降低，从而氧自由基水平升高，导致蛋氨酸合成酶活性受到抑制，最终导致 DNA 甲基化受到影响而实现的[7]。

另外一些对于污染食物的毒素的研究发现，其可通过影响表观遗传学引起神经毒性，在自闭症的发生上起关键作用。如赭曲霉毒素 A（ochratoxin A），它是由曲霉属和青霉属霉菌产生的耐热霉菌毒素。可污染食品和饲料。由于该毒素的耐热性，因此其污染是普遍存在的，为一全球性的问题。关于其影响表观遗传学的机制，目前发现其可增加微小 RNA-132，从而减少“甲基化 CpG 结合蛋白 2”和“磷酸酯酶与张力蛋白同源物（phosphatase and tensin homolog，PTEN）”的表达[8]。这两种蛋白分子皆为自闭症发病相关因子，可通过不同机制导致自闭症的发生。

甲基化 CpG 结合蛋白 2 是与甲基化 CpG 二核苷酸结合的核蛋白，其通过将核小体重塑及组蛋白去乙烯化酶结合至甲基化 DNA，从而使染色体结构发生改变，抑制基因转录[9]。

PTEN 作为磷脂酰肌醇 3 激酶（phosphatidylinositol 3-kinase，PI3K）信号通路重要的负调控因子，广泛参与到细胞生长、增殖和凋亡等生长发育的关键过程中。该基因的突变或如此例中的低表达，会引起 PI3K 通路过度激活，造成神经元形态和突触可塑性变化，是引起 ASD 的主要原因[10]。

（宋　为）

注　释

*詹姆斯·杜威·沃森（James Dewey Watson），20 世纪分子生物学的带头人之一，1953 年和克里克发现 DNA 双螺旋结构（包括中心法则），获得诺贝尔生理学或医学奖，被誉为“DNA 之父”。[11]

参 考 文 献

[1] WONG C C，MEABURN E L，RONALD A，et al. Methylomic analysis of monozygotic

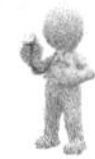

twins discordant for autism spectrum disorder and related behavioural traits [J]. Molecular psychiatry, 2013, 19 (4): 495 - 503.

[2] SUN W, POSCHMANN J, DE ROSARIO C H R, et al. Histone acetylome-wide association study of autism spectrum disorder [J]. Cell, 2016, 167 (5): 1385 - 1397.

[3] WU Y E, PARIKSHAK N N, BELGARD T G, et al. Genome-wide, integrative analysis implicates microRNA dysregulation in autism spectrum disorder [J]. Nature neuroscience, 2016, 19 (11): 1463 - 1476.

[4] LIM S O, GU J M, KIM M S, et al. Epigenetic changes induced by reactive oxygen species in hepatocellular carcinoma: methylation of the E-cadherin promoter [J]. Gastroenterology, 2008, 135 (6): 2128 - 2140.

[5] 郭玲. 含硒的谷胱甘肽过氧化物酶与人类健康的关系 [J]. 微量元素与健康研究, 2002, 19 (1): 69 - 71.

[6] RAYMOND L J, DETH R C, RALSTON N V. Potential role of selenoenzymes and antioxidant metabolism in relation to autism etiology and pathology [J]. Autism research and treatment, 2014, 2014: 1 - 15. DOI: 10. 1155/2014/164938.

[7] LASALLE J M. A genomic point-of-view on environmental factors influencing the human brain methylome [J]. Epigenetics, 2016, 6 (7): 862 - 869.

[8] MEZZELANI A. Ochratoxin A and epigenetics [M] //PATEL V, PREEDY V. Handbook of nutrition, diet, and epigenetics. Berlin: Springer International Publishing AG, 2017.

[9] 翁文浩. 甲基化 CpG 结合蛋白 2 在肿瘤发生中的作用研究 [J]. 检验医学, 2009, 24 (8): 622 - 625.

[10] 储丹丹, 谈建新, 刘飞. PTEN 与自闭症谱系障碍的研究进展 [J]. 南通大学学报 (医学版), 2015, 4: 283 - 285.

[11] 百度百科. 詹姆斯·杜威·沃森 [EB/OL]. https: //baike. baidu. com/item/詹姆斯·杜威·沃森.

第六章　人体生物钟机理的研究与自闭症

世上万物皆依赖于阳光，无论是植物还是动物的行为，都受到日夜交替的影响。生物钟植入在我们身体的机制内，植入在我们的代谢系统，它无处不在，是我们了解生命体的真正核心特征。

——保罗·纳斯爵士*

在据信是春秋的思想家庄子的后世子孙所著的《庄子·让王》一篇中，有一广为流传至今的名句“日出而做，日落而息”。从字面意义上很容易理解，亦即：太阳升起就起床劳作，太阳下山就入睡休息。这原指上古人民的生活方式，后亦泛指单纯简朴的生活。

为何会形成这样的规律呢？难道仅仅是因为远古时候没有发明“电”的缘故吗？此外，还有伴随之的问题：人体为何会自然遵从这样的规律呢？即，夜晚就会有睡意，天亮就会醒来，起床做事情？

近代的研究已经证实，人体内存在一个时钟，我们称它为“生物钟”（biological clock）或更专业的称谓——“昼夜节律”（circadian rhythm）。昼夜是循环往复、周而复始的，因此记录它的钟表也是如此。也即每日循环的由 0 时到 24 时。体内的生物钟亦是如此。但它不是机械、物理的架构，而是由基因和蛋白质打造的“循环廻路”，是生物进化的礼物。它循环往复的运作和昼夜节律相对应，掌控着我们每天生活的节奏：何时顿感困意、安然入睡；何时又能从沉梦中苏醒，像重新“充足了电”一样，精神饱满。

2017 年的诺贝尔生理医学奖在 10 月 2 日下午授予生物钟（昼夜节律）研究领域的 3 位美国科学家杰弗理·霍尔（Jeffrey C. Hall）、迈克尔·罗斯巴什（Michael Rosbash）、迈克尔·杨（Michael W. Young）。他们发现了世界上第一个生物钟基因。受到他们的鼓舞和启发，更多人投身其中，井喷一

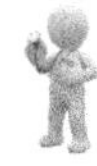

样，大量的生物钟基因及其作用机制被发现。

一、生物钟的定义

说到“钟”，我们首先想到的特点就是要具有循环性。生物钟，顾名思义，就是指生物体内存在的一种循环规律。是指物质重复性的、以一定时间为周期的、有节律的运动。不仅限于人体，所有生物体都存有“生物钟”，且有不同的表现形式。因此，生物钟有“广义”上的，是指生物体所表现的所有的生物节律，如心脏的跳动、肺的呼吸，昆虫翅膀的扇动等。而所谓“狭义”上的生物钟通常是指地球上的生命随地球的周期性运动而产生的各种周期性变化的生理生化活动[1]。这里有长有短，譬如，生物以年为周期的、在春秋季的繁衍及在冬季的冬眠则是由于光照时间随地球围绕太阳的公转而呈周期为一年的变化；绕地球旋转的月球又给地球上的环境，特别是海水的环境，造成了一个以月和半月等为周期的韵律，从而使海洋沿岸的动物产卵、排精等都具有相应的周期性[1]。但是，基本的、与人类活动关系密切的则是以 24 小时为周期的血压、体温、体力、情绪等生理指标的律动；以及集这些指标的变化为代表的“睡眠”和“苏醒”。在植物，则是以花的开闭和叶片的光合作用等为特征，随着地球的自转而产生的昼夜变化律动。这种地球上的生命随地球和其他星球的节律性运动而表现出的节律性现象就是通常所说的生物钟。生物钟和非生物钟在运动形式上都是物质的周期性运动，但在机理上有着质的区别。非生物钟是物理力作用的结果，而生物钟则是生物化学反应的结果[1]。

二、生物钟的部位

生物科学的研究已经清楚地证明，昼夜节律是在中枢神经系统调控下形成的。更确切地说，下丘脑前部视交叉上核（suprachiasmatic nucleus，SCN）担负着昼夜节律的中枢起搏点的作用。称为“主钟”（central clock）。视交叉上核神经细胞的电生理活动是以 24 小时为周期的日节律活动，为哺乳动物生物钟的振荡器。哺乳动物的很多节律性行为和生理活动，如睡眠、运动、警觉、激素水平、体温、免疫功能、消化功能等，都受视交叉上核调控。如果没有视交叉上核，这些生物节律就都消失了。体内其他许多细胞和组织也都有它们自己的以 24 小时为周期的生物钟，称为“外周生物钟”（peripheral clock）或曰“子钟”。

三、生物钟的协调机制

人体组织的种类繁多和复杂，分布广泛。因此生物钟的作用是协调，目的是同步化。所以其构造即是因应此特点。从解剖、生理的角度看，视交叉上核如同一个“交通枢纽”。一方面它通过视网膜下丘脑束从视网膜上的一些光敏神经节细胞中接收信号；另一方面它和大脑的其他许多部分相互作用，将信号传递给大脑的其他部位。从而调控和协调周围组织的生物钟保持同步运行的作用。也即“主钟”调控“子钟”。这是一个牵涉到视交叉上核及其周围许多构造的复杂过程。学者黄海鹏及傅苏能对其有较清楚的（如下）诠释[2]。

（一）生物钟同步的核心——视交叉上核

以视交叉上核为界，可将生物钟的工作过程区分为上游的信号接收传输（视交叉上核前）、信号处理（视交叉上核）及下游的指令投放（视交叉上核后）。需要强调的是，这 3 个人为的区分非有明确界限，是相互重叠的。切忌机械理解，将它们割裂开来看。

1. 视交叉上核前

控制视交叉上核的信号包括光信号和非光信号，光信号主要由视网膜光敏感神经节细胞（intrinsically photosensitive retinal ganglion cells，ipRGCs）接收，通过视网膜下丘脑神经束（retinohypothalamic tract，RHT）传递至视交叉上核。非光信号则主要来自处理感觉信息的膝状神经核间小叶（intergeniculate leaflet，IGL），它通过膝状体下视丘神经束（geniculohypothalamic tract，GHT）将信息输送给视交叉上核，同时负责重要生理活动的反射中枢脑干（brain stem）的延髓缝中核（median raphe，MR）也会参与调节视交叉上核来帮助生物钟进行同步。光刺激信号一般是借助谷氨酸神经递质激活视交叉上核神经元，而非光信号则通过 Y 神经肽（neuropeptide Y，NPY）或 5－羟色胺（5-hydroxytrypamine or serotonin，5-HT）抑制视交叉上核神经元活性及生物钟基因的表达。这一正一负的调节，保证了循环平衡机制，使生物钟的功能得以正常实现。

2. 视交叉上核

视交叉上核由约 20 000 个神经细胞所组成，位于视神经交叉的上面。视交叉上核本身的神经细胞，以其活性是否受光的调节又有不同的分群（区），执行不同的功能。视交叉上核的腹外两侧主要是负责接收光信号的

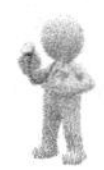

神经细胞，其基因的表达受光调控。视交叉上核背中侧则是一个内源性的24小时节律的生物钟，能自主在黑暗条件下保持运转。视交叉上核两腹侧细胞的光输入依赖神经信号和背中侧内源性的神经活动通过γ-氨基丁酸（gamma-aminobutyric acid，GABA）在神经突触间偶联同步，然后再由背侧视交叉上核输出昼夜交替的节律信号给外围的器官和组织。同样地，光信号也可以直接通过视网膜下丘脑神经束影响松果腺（pineal gland）的分泌功能，辅助视交叉上核实现光同步。

3. 视交叉上核后

视交叉上核同步全身生物钟的“撒手锏”是在“固定的时间”投放影响全身的“武器”。“武器”就是指媒介物质包括神经递质和激素分子。而“固定时间”则是说前者的合成与释放是受昼夜节律调控的。

γ-氨基丁酸是视交叉上核最重要的神经递质之一，几乎所有的视交叉上核神经元都能合成γ-氨基丁酸。其合成有昼夜节律（一般在白天合成），通过结合其受体导致膜电位超极化而抑制目标神经元的活性。

血管活性小肠肽（vasoactive intestinal polypeptide，VIP）和后叶加压素（arginine vasopressin，AVP）则是视交叉上核的另外两种最重要的（肽类）神经递质，它们的合成与分泌亦受昼夜节律调控。血管活性小肠肽具有通过其受体VPAC2改变下游神经元的放电频率的能力。血管活性小肠肽在多达1/4的视交叉上核神经元细胞中表达，而且它的受体VPAC2在60%的细胞中表达。可见其在调控过程中的吃重。

与血管活性小肠肽不同的是，后叶加压素则通过其受体V1a控制神经元细胞每次放电的放电量而非放电频率实现对生物钟的控制。研究推测，后叶加压素可能与视交叉上核输出节律信号调控有关。

除了神经递质传递的信号以外，视交叉上核还能通过分泌激素类小分子调控外围组织生物子钟。这其中包括转化生长因子、生长抑素、前动力蛋白-2（prokineticin-2，PK2）等。特点之一是：合成与分泌亦受昼夜节律调控；二是：与神经递质具有功能上的互补性。

（二）松果体[3]

在谈到中枢神经系统的生物钟结构与功能时，就不能不提到另外一个结构——松果体。松果体（又叫作松果腺、脑上体或第三只眼）是一个位于脊椎动物脑中的小内分泌腺体。其形状像是一颗小松果，并坐落在脑部中央的附近，介于两个大脑半球之间，被裹在两个圆形的丘脑的接合处。

松果体的功能尚不十分了解。一般认为，人的松果体能合成、分泌多种生物胺和肽类物质，主要是调节神经的分泌和生殖系统的功能，而这种调节具有很强的生物节律性，并与光线的强度有关。松果体细胞交替性地分泌褪黑激素和5－羟色胺，有明显的昼夜节律，白昼分泌5－羟色胺，黑夜分泌褪黑激素。

由于褪黑激素的分泌受光照和黑暗的调节，因此，昼夜周期中光照与黑暗的周期性交替就会引起褪黑激素的分泌量相应地出现昼夜周期性变化。松果体通过褪黑激素的这种昼夜分泌周期，向中枢神经系统发放“时间信号”，转而引发若干与时间或年龄有关的“生物钟”现象。如人类的睡眠与觉醒、月经周期中的排卵及青春期的到来。

虽然松果体有明显的生物钟调控功能，但从解剖、生理功能的角度看，视交叉上核属于松果体调节路径上的“上一站”，后者受前者的调控。光照抑制哺乳动物松果体分泌褪黑激素的途径大致如下：由于松果体受颈交感节后纤维的支配，当光线投射到视网膜并将其部分信息传递到视交叉上核后，视交叉上核又通过某种尚不清楚的神经联系，经内侧前脑束把光照信息传到交感低级中枢，再经脊髓传至颈上（交感）神经节，抑制松果体的活动（图6–1）。因此，破坏

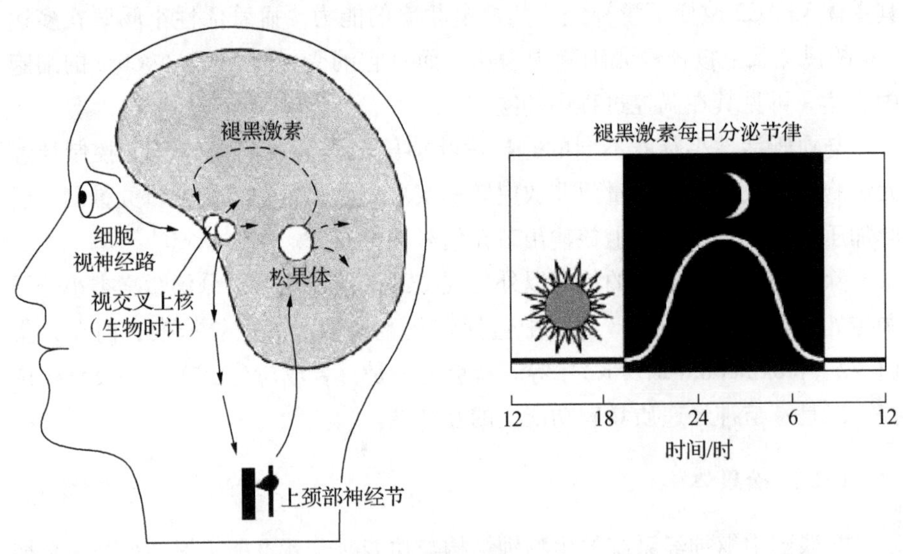

图6–1　中枢神经系统生物钟示意

图片引自：http：//www. ebiotrade. com/newsf/2017-3/2017327182103853. htm。

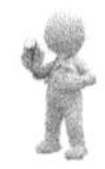

视交叉上核，切断联系颈上（交感）神经节的神经，或摘除颈上交感神经节，都会使松果体随明暗变化的节律性活动消失。光照和刺激视神经，或直接刺激视交叉上核，使颈上（交感）神经节的活动受到抑制，则松果体的活动也随之降低。

四、生物钟的分子机制

（一）生物钟相关基因

迄今为止，一系列与生物钟运转有关的基因被克隆了出来，这些生物钟元件基因（蛋白）包括：生物钟周期蛋白（period circadian clock，*Per*）、生物钟永恒蛋白（timeless circadian clock，*Tim*）、“钟”蛋白［circadian locomoter output cycles kaput protein，*CLOCK*（*CLK*）］、周期循环蛋白（cycle，*Cyc*）、双倍时间蛋白（doubletime，*DBT*）、丙酮酸脱氢酶磷酸酶催化亚基 1（pyruvate dehyrogenase phosphatase catalytic subunit 1，*PDP1*）等。据统计，已发现了至少 12 个直接与生物钟工作原理有关的基因。

（二）生物钟的分子运转机制[1]

1. *Per-Tim* 和 *CLK-Cyc* 表达的负反馈环路

以昆虫为例，其以 24 小时为周期的生物钟的循环基本上是一个基因表达的负反馈环路，是一个基因表达的振荡器和过程。在这个过程中有两个调控基因转录的异二聚体蛋白起了关键作用：一个是直接作用于 DNA 促进转录的转录因子 *CLK* 和 *Cyc* 的二聚体 *CLK-Cyc*，另一个是抑制 *CLK-Cyc* 转录功能的 *Per* 和 *Tim* 的二聚体 *Per-Tim*。*CLK-Cyc* 的功能是促进一系列包括 *Per-Tim* 在内的和生物钟行为相关的基因的表达。这些基因的启动子部位都有一段称为 E 盒元件的 DNA 序列，*CLK-Cyc* 作用于 E 盒序列促进这些基因的表达。表达后的 Per 和 Tim 蛋白先在细胞质中逐渐累积，到了晚上当两种蛋白累积达到一定的量后又被转运到细胞核中转而抑制 *CLK-Cyc* 的转录活性，从而抑制它们自己及所有 *CLK-Cyc* 下游基因的表达，减少被表达的量。而在细胞质中的 Per 蛋白被逐渐水解，从而构成了一个以 24 小时为周期的负反馈基因转录和翻译的振荡（图 6-2）。

这种以 24 小时为周期的节律具有一种特性，就是它的起始点可以被光照重新设置。这个重新设置过程也是一个由蛋白质介导的生物化学过程。在

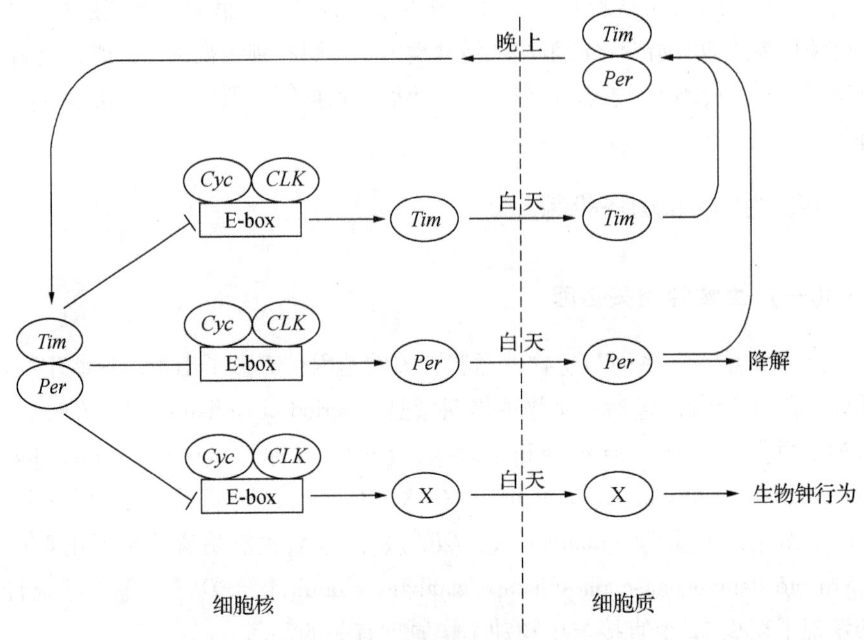

图 6–2　生物钟基因表达的反馈机制

图片来源：http：//news. sina. com. cn/o/2017-10-03/doc-ifymkwwk8186623. shtml。

果蝇中，这个有重新设置功能的蛋白称为“隐花色素”（cryptochrome，*Cry*）。Cry 蛋白有感光的功能，它和 Tim 的相互作用是光依赖的，并且这种相互作用的结果是 Tim 的降解。而失去 Tim 的 Per 蛋白不稳定，最终也在有光照的白天被降解，其结果就是减少了对 *CLK-Cyc* 二聚体功能的抑制，从而使得 *CLK-Cyc* 介导的基因转录重新开始。生物钟是普遍存在的，提示它在生物演化史中是一个古老的现象。果蝇和哺乳动物中的生物钟基因相似。

2. 3 个关键基因

事实上，*Per-Tim* 的功能是先发现的。这里牵涉到 Per、Tim 和 DBT 3 个蛋白[4]的相互作用。

（1）*Per* 蛋白基因

这是第一个被发现的生物钟基因。1984 年，美国波士顿布兰迪斯大学的霍尔、罗斯巴什和纽约州洛克菲勒大学的迈克尔 · 杨成功地分离出了 *Period* 基因。他们把这个基因编码的蛋白命名为“Per”。Per 蛋白晚上会积累，到了白天又会被分解，和昼夜节律相同（24 小时）。这是因为 Per 蛋白

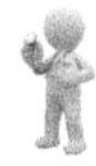

可以抑制基因合成自己，形成一个连续循环的（负反馈）完整节律。当*Period*基因有活性的时候，可以合成Period mRNA，然后进入细胞质后开始合成Per蛋白。Per蛋白又会进入细胞核，逐渐积累，抑制*Period*的活性，形成了昼夜节律。

（2）Tim蛋白基因

1994年，洛克菲勒大学的迈克尔·杨发现了第二个节律基因：*Timeless*。之前虽然已经发现Per蛋白的功能，有一个关键环节是从细胞质进入细胞核才能抑制*Period*基因。但是它是如何进入细胞核的呢？实际上*Timeless*可以编码Tim蛋白，可以帮助Per进入细胞核。迈克尔·杨做了一个漂亮的实验，发现Tim会结合到Per上，然后两个蛋白可以一起进入细胞核，并且在那里抑制*Period*基因的活性。

（3）DBT蛋白基因

上面两个基因解释了为什么会出现周期震荡，但是这种震荡的频率周期为什么是24小时呢？这时候，洛克菲勒大学的迈克尔·杨又发现了一个基因：*doubletime*，这个基因可以编码DBT蛋白。DBT蛋白可以延迟Per蛋白的积累，这解释了为什么震荡的周期会稳定在24小时左右。

3. 哺乳动物及人类生物钟的区别

迄今的研究显示，哺乳动物（人）Tim几乎不起作用[5]。因此，抑制物异二聚体中Cry取代了Tim。因其本身亦具有感光功能，因此，存在同样的循环周期效果。

事实上，科学家在最初的研究中，使用的是基因背景较为简单的生物体，如果蝇等。随着研究的深入，研究利用了更复杂的小鼠，甚至于人体标本，从而揭示了更精细的调控机制。但是，出于两方面的原因，这里不再进行更细的讨论了。其一，尽管机制更详细，但3位科学家的上述基本发现并未被颠覆，而是对其的修饰。即随着物种向着更高级的迈进，基本调节机制不变的情况下，因应这功能的细化，成分增多，机制更加精细而已（表6-1）。因此，对于非专门从事此领域研究的人，对生物钟基本原理的了解，至此应属可以。其二，再细的探讨对此章节恐有“头重脚轻”之嫌，因为本章的重点是要让读者了解生物钟的研究在自闭症病因和治疗的探讨上的应用。

表 6-1　不同物种生物钟（异）二聚体

物种	转录因子	抑制物	亚型
阿拉伯草	*LHY/CCA1*	*PRR9/PPR7*	
脉孢菌	*WC1/WC2*	*FRQ/FRQ*	
昆虫（果蝇）	*CLK-Cyc*	*Tim*（*Cry*）*-Per*	*Tim1*，*Tim2* *
哺乳动物和人	*BMAL1/CLK*（*NPAS2*）	*Cry-Per* *DEC1-DEC2*	*Per1*，*Per2*，*Per3* *Cry1*，*Cry2* *DEC1*，*DEC2*

* 在果蝇和昆虫生物钟机制中，主要是 *Tim1* 的作用。而在哺乳动物和人的生物钟机制中，*Tim* 的作用微乎其微。其基因与果蝇中的 *Tim2* 有较大同源性，所以哺乳动物的 *Tim* 基因可能是此基因的同源物，而不是 *Tim1* 基因的同源蛋白。已有研究表明，果蝇的 *Tim1* 基因可能在节肢动物和线虫分化后，从其较原始的 *Tim2* 基因演化而来，在其后来的进化过程中失去了原有的功能，而变成了昆虫生物钟调控回路中的一个重要成员[5]。

五、生物钟与自闭症

在自闭症的科研与治疗方面，与人体生物钟机制的联系已有了相当的资料，特别是在海外。但是，生物钟的研究规模在世界上远较癌症、艾滋病、心脏疾病等的研究小很多。这与人们的习惯思维，认为远不如前者紧迫有关。

（一）生物钟基因表达的异常

1. *Per* 和 *Npas2*

在自闭症个体上发现了显著的 *Per* 亚型和 *Npas2* 的基因异质性[6]。支持生物钟基因与自闭症发生有关的推想。联想到自闭症存在睡眠、记忆、"守时"等方面失调现象，更有理由相信这种基因异常的真实存在。

在昆虫、果蝇中只有一个 *Per* 蛋白基因，而在人体里有 3 个 *Per*（*Per1*，*Per2*，*Per3*）[7]。人类的 *Per* 基因的功能与果蝇的基本原理是一样的。之所以有亚型的出现，是因应了人体功能的更加复杂和精细。例如，反向研究发现，*Per2* 基因突变导致睡眠相位前移，而 *Per1* 突变导致摄食相位前移[8]。从而提示这两个亚型的功能不同，即 *Per2* 参与的生物钟是"管理"睡眠的；而 *Per1* 则与摄食周期相关。

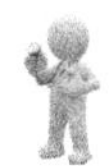

在哺乳动物和人类中，异二聚体 *BMAL1/CLK*（*NPAS2*）起的恰恰是昆虫中 *CLK-Cyc* 的作用[9]（表 6–1）。*NPAS2* 是 *CLK* 的同源物，作用同 CLK（图 6–3）。

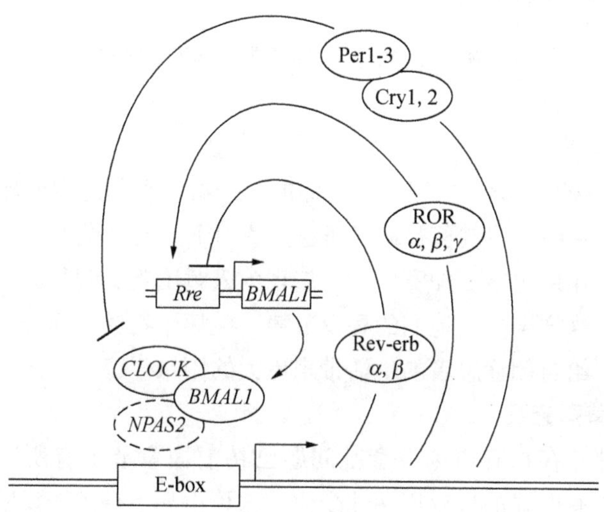

图 6–3　哺乳动物中生物钟异二聚体工作原理示意[10]

2. *DEC1/2*、*RORA*

取自自闭症谱系障碍个体的淋巴母细胞中，*DEC1* 的编码基因表达出现异常过度表达[11]。另外一项来自伊朗的较大规模研究分析，采取了 518 位自闭症患者和 472 位年龄、性别及宗教信仰匹配的健康人样本。发现 *RORA*（retinoic acid receptor-related orphan receptor-α）的变异与自闭症显著关联[12]。

DEC1-DEC2 是哺乳动物，包括人体中另一个启动子中带有 E 盒序列的异二聚体[13]。其上游基因产物亦为 *BMAL1/CLK*（*NPAS2*）；作用类似于 *Cry-Per*（表 6–1）；区别是下游的靶基因不同。因此，高等生物执行不同的精细生物钟功能。

RORA 的基因编码一个转录因子，激活异二聚体 *BMAL1/CLK*（*NPAS2*）中的另一个转录激活因子 *BMAL1*。后者为另一个异二聚体 *Per-Cry* 中 *Cry* 的活化转录因子。*Cry* 反过来抑制 *BMAL1* 对其自身的激活，形成以 24 小时为周期的循环机制[14]。*RORA* 之所以被称为维生素受体相关的孤儿受体（附录 A），是因为其的基因序列与维生素受体的基因序列类似，但功能不同。

该基因产物属于“孤儿受体”，即是说其的上游基因，也即激活其的配体（因子）还未找到[14]。

（二）临床表现上的关联

迄今为止，有不少迹象指向生物钟机制的紊乱与自闭症的病理有关联，现列举如下。

1. 睡眠障碍

统计发现44%~88%的患有自闭症的孩子有严重的睡眠问题，而普通人群，只有10%~16%的孩子有睡眠问题。使用不同的测试方法，自闭症孩子有睡眠问题的比例可能更加宽广。可表现为入睡困难，起得太早或者半夜醒来无法入睡。这样会打乱他们的昼夜节律，破坏生物钟，而导致许多的行为和生理问题，给自闭症患者的生活带来更大的困难[15]。

2. 肠道菌群紊乱

自闭症儿童存在肠道菌群紊乱问题已在前面章节中有所论及。研究发现，肠道菌群有明显的昼夜周期性变化。这可由如下现象来反映，旅行中有严重时差反应时可能会伴有诸如腹泻或便秘等胃肠道功能的紊乱。

（1）生物钟的“毁损”

以色列魏茨曼科学研究所的学者们用小鼠模型证实，肠道菌群的丰度会随昼夜节律呈周期性起伏变化。这种周期性变化是因应了菌群功能的需要，这些功能在“白天”和“夜晚”的分布是不相同的。而当小鼠的核心生物钟基因，如*Period*（*Per*）被敲除后，肠道菌群几乎完全失去了昼夜周期性变化，肠道菌群丰度只呈现随机的起伏；肠道菌群所涉及的大部分功能几乎不呈现昼夜变化。这说明，肠道菌群在组成和功能上的昼夜周期性变化的形成，依赖于宿主生物钟的正常运作[16]。

（2）“反向”矫正

摄食受到生物钟的调控。反过来，进食时间在校准外周生物钟方面也起着关键作用。研究者发现，由于正常小鼠是夜间活动的动物，它们倾向于在夜间进食，*Per*基因被敲除后，小鼠进食失去规律，全天开吃。但坚持定点喂食，肠道菌群与正常鼠相似，提示尽管小鼠的昼夜节律被破坏，但规律的摄食能让小鼠肠道菌群的昼夜周期性变化重新建立起来。

（3）自闭症的“联想”

生物钟与胃肠道菌群紊乱现象的关联对自闭症至少有两方面的提示，其

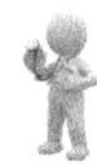

一，在自闭症患儿所存在的菌群紊乱有可能与生物钟的失调相关。其二，前面章节讲到的膳食调理及促肠道益生菌疗法在自闭症的矫正中何等的重要。特别是即使在生物钟损毁的情况下，这种“反向”介入亦很关键。

3. 人体三大生物钟

新近发现，人体的智力“生物钟”以33天为周期进行运转，情绪“生物钟”为28天，体力“生物钟”为23天。这三大生物钟的调拨也是由松果体来执行的。鉴于自闭症谱系障碍皆有可能存在这三个方面异于常人的表现，是否有这三大生物钟的紊乱，值得细究。

（宋　为　宋冬梅）

注　释

＊保罗·纳斯爵士，(Sir Paul Nurse，1949年1月25日—)，英国生物化学家。由于发现细胞周期中的关键调节因子，他和利兰·哈特韦尔、蒂姆·亨特一起获得了2001年的诺贝尔生理学或医学奖，并于2010—2015年出任了英国皇家学会（英国国家科学院，院士包括霍金等世界级科学家）会长一职。[17]

参考文献

[1] 俞强．生物钟：2017年的诺贝尔奖［EB/OL］.(2017－10－05)［2018－10－26］. http：//blog. sciencenet. cn/blog-276037-1079191. html.

[2] HUANG H P，FU S N. Mechanism and maladies of the circadian clock synchronization in human and mammals［J］. Chinese science bulletin，2017，62（25）：2857－2866.

[3] 无梦斋．大脑结构及其他（文）：垂体、松果体、海马、杏仁体［EB/OL］．(2014－05－28)［2018－10－26］. http：//blog. sina. com. cn/s/blog_4b933df90101g26d. html.

[4] 段云峰．解读2017生理医学奖：三个基因，三个人［EB/OL］.(2017－10－02)［2018－10－26］. http：//blog. sciencenet. cn/blog-236900-1078837. html.

[5] 刘仲敏，张亚平．*Timeless*与生物钟基因［J］. 动物学研究，2001，22（6）：497－501.

[6] NICHOLAS B，RUDRASINGHAM V，NASH S，et al. Association of *Per1* and *Npas2* with autistic disorder：support for the clock genes/social timing hypothesis［J］. Molecular psychiatry，2007，12：581－592.

[7] 饶毅．勇气和运气：生物钟的分子研究 饶毅解读2017年诺奖［EB/OL］.(2017－10－

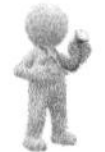

02)[2018－10－26]. http://tech. sina. com. cn/d/2017-10-02/doc-ifymkwwk7954687. shtml.

[8] 吴跃伟. 获诺贝尔奖的生物钟研究有啥用? 军事、体育等都需要[EB/OL].(2017－10－05)[2018－10－26]. http: //www. thepaper. cn/newsDetail_forward_1815725.

[9] 朱钦士: 我们的身体是如何“知道”时间的?: 谈谈“生物钟”[EB/OL].(2013－02－04)[2018－10－26]. http: //blog. sciencenet. cn/blog-582158-659238. html.

[10] PANDA S. Circadian physiology of metabolism [J]. Science, 2016, 354 (6315): 1008－1015.

[11] HU V W, SARACHANA T, KIM K S, et al. Gene expression profiling differentiates autism case-controls and phenotypic variants of autism spectrum disorders: evidence for circadian rhythm dysfunction in severe autism [J]. Autism research, 2009, 2 (2): 78－97.

[12] SAYAD A, NOROOZI R, OMRANI M D, et al. Retinoic acid-related orphan receptor alpha (RORA) variants are associated with autism spectrum disorder [J]. Metabolic brain disease. 2017, 32 (5): 1595－1601.

[13] SATO F, BHAWAL U K, YOSHIMURA T, et al. DEC1 and DEC2 crosstalk between circadian rhythm and tumor progression [J]. Journal of cancer, 2016, 7 (2): 153－159.

[14] SATO T K, PANDA S, MIRAGLIA L J, et al. A functional genomics strategy reveals Rora as a component of the mammalian circadian clock [J]. Neuron, 2004, 43 (4): 527－537.

[15] FURFARO H. Sleep problems in autism, explained [EB/OL].(2017－11－13)[2018－10－26]. https: //spectrumnews. org/news/sleep-problems-autism-explained.

[16] THAISS C A, ZEEVI D, LEVY M, et al. Transkingdom control of microbiota diurnal oscillations promotes metabolic homeostasis [J]. Cell, 2014, 159 (3): 514－529.

[17] 百度百科. 保罗·纳斯 [EB/OL]. https: //baike. baidu. com/item/保罗·纳斯.

第七章　专项营养补充制剂与自闭症的矫正

最优化的营养是未来的药物。

——莱纳斯·卡尔·鲍林*

一、专项营养补充制剂

迄今有一点是得到共识的，即自闭症的矫正是没有任何特效药物的。况且，婴幼儿、儿童皆处于神经发育成长期，因此，任何药物的干预皆有可能会有不良反应的风险。而营养制剂的补充不仅有效，而且相对安全。最重要的优点是可以长期使用，尤其是针对慢性的功能障碍而言。

（一）综合配方、专项突出

纵观各种的专项营养制剂，在矫正自闭症的使用上，具有以下 3 个方面的主要特点：其一，皆为复合配方制剂，强调了平衡营养的补充，避免偏颇。其二，在此基础上，突出一至几方面的主要功能，例如：①一些公司生产的抗氧化复合制剂的突出的强抗氧化、排毒等功能；②以膳食纤维为主要配方的复合制剂具有强有力的螯合放射性核素、清除体内沉积的重金属及肠道内毒素的作用；③儿童营养要素复合制剂则采用了儿童生长发育必需的维生素、矿物质等的复合配方，并采用利于吸收的成分和剂型，加之儿童喜欢的口味等，对神经系统有强力的修复等作用；④无牛乳营养奶昔则在纯化牛乳中的有益蛋白（乳清蛋白）的同时，又避免了某些牛乳成分可导致严重过敏的缺点，有有效调节消化功能，有效增强营养的强大功效；⑤肠道益生菌加益生质复合制剂则使得益生菌的补充效率更高。其三，主要成分皆来自天然成分，如蔬菜、瓜果及草本植物等，避免使用人工添加色素、保鲜剂、增味剂等成分。下面对于市面上的成熟产品的主要复合成分予以详细陈述。

1. 抗氧自由基复合制剂

号称“万病之源”的氧自由基在自闭症发病中的作用在第一章中已有阐述，因此，抗氧化制剂在本病的矫治疗程中普遍使用。许多成熟的产品皆具有质优、效用强、口味极佳（非常适于儿童）、服用方式简单、适用年龄范围广等特点。根据天然易得、疗效强、无不良反应等优点，目前市面上的复合制剂普遍使用白藜芦醇作为主要成分。白藜芦醇是存在于植物，如葡萄籽（皮）、虎杖、花生、桑葚等中的天然抗氧化剂，其发挥抗氧化的作用机理主要是清除或抑制自由基生成，抑制脂质过氧化、调节抗氧化相关酶活性等。[1]

由于先进的理念和工艺，使得已上市的产品具有了许多优点。提高了产品使用的功效。例如，一些白藜芦醇的复合制剂，每次的服用剂量（30 mL）可含有高达超过 180 mg 的白藜芦醇成分，而这相当于超过 180 瓶红酒（1 L/瓶）的白藜芦醇含量！试想，这么多的红酒何时才能喝完呢？

不仅有白藜芦醇的高含量，另一个显著特色是采用了具有最佳综合效果比例组合的复合配方，添加了许多天然水果、植物成分。其中，富含白藜芦醇的葡萄籽自不必说，其他如甜樱桃有减轻关节与骨骼疼痛的功效；蓝莓果富含维生素 C 及维生素 E 和花青素，有护眼功效；巴西紫梅有增强新陈代谢，排毒，抗发炎的效果；红石榴富含维生素 B_5，有利于预防高血脂；绿茶中的儿茶素更是具有抗肿瘤、抗氧化、抗病菌及保护心脑器官等多种药理作用，[2] 可降低心、脑血管疾病的风险及对抗癌症；芦荟能快速复原伤口及帮助消化；发挥了各种成分的协同功效。因此，经过实验观察可见，采用复合配方后的白藜芦醇制剂，其消炎功能可比阿斯匹林高几十倍；抗自由基效果亦比 OPC 葡萄籽、辅酶 Q10 高几十倍；而其主要的抗氧化作用比维生素 C 甚至高出数百倍。

再一个显著特色是注重剂型上的改进，例如，摒弃了传统剂型，而采用革命性的悬浮凝胶技术。这是源自美国太空总署 2005 年研发的星际间长程旅行用的太空食品浓缩保鲜、快速吸收技术。因为宇航员离开了地面的环境，食品的保质，营养要素的高效、快速补充至关重要。这一与军工有关的高新技术的解密给营养学及医学均带来了革命性的改变。因为当我们日常服用传统剂型时，药丸（片、胶囊）等的粉末须与喝下的大量水进行水合作用，等上好几个小时才逐渐为胃部所消化。但胃中胃酸分解速度比水快，因

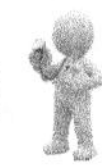

此养分将快速失去，而真正能吸收比例有限。果汁类的营养品也同样存在养分吸收的问题。因为其放久了也有营养素沉淀的问题，当你饮用时只喝到表面的水合物，摇晃过养分亦不均匀，效果有限。悬浮凝胶技术简而言之，就是将营养素悬浮在凝胶中。营养醇以离子和胶状分子形式存在。胶状分子直径4~7 mm、带负电（离子）在液体中成悬浮状，当机体遇到营养醇产品后，会将之视为正常健康体液，让营养素能够马上通过嘴巴、喉咙和食道的敏感黏膜直接进入血液与淋巴中，达到几近100%的吸收。[3]该技术手段保持了产品活性，保护抗氧化素不被细菌侵蚀或氧化而变质；延长保存营养素保持营养活性；协助营养素完全吸收并避免营养素被胃酸破坏，让营养效率提升4~5倍。[2]同时，拥有绝佳口感，能调合成各种口味，便利性十足，很适合儿童，适合于各年龄层。通过活化基因、恢复生理机能，促进血液循环，抗氧化、清除自由基、增强免疫系统功能，抗过敏、减轻气喘、安定神经、安眠、抗忧郁等，对于自闭症的矫正（包括胃肠功能、神经发育等）皆有很好效果，已有不少成功例证。

2. 果胶复合制剂

果胶（pectin）是一组聚半乳糖醛酸。物理性状呈白色或带黄色或浅灰（棕）色的粉末，颗粒由粗至细，口感黏滑。其水溶性很强，可溶于20倍水，形成乳白色黏稠胶冻状液体。天然果胶类物质的主要来源是植物，以原果胶、果胶、果胶酸的形态广泛存在于植物的果实、根、茎、叶中，构成相邻细胞之间的黏层，使植物组织细胞紧紧黏结在一起。[4]

果胶是我们日常摄入的果蔬中广泛存在的一种可溶性膳食纤维。在保水性高的水果（如柑橘、柠檬、柚子、苹果等果皮中）和蔬菜（如花椰菜、萝卜、南瓜、马铃薯等），果胶的含量比较高，高含量的果蔬可以用来人工提取果胶。[4]

果胶的主要生物学功效有以下3个方面：①属于水溶性膳食纤维，因为结构复杂，不能够被人体的肠胃所消化，所以停留于此可以刺激肠胃蠕动，改善便秘；并且可吸附肠内杂菌和毒素，将体内堆积的毒素排出去。[4]②因为果胶不会被肠胃吸收，故可被大肠内的微生物消化转化为丁酸盐。后者进入中枢后，可促使神经细胞释放出营养因子，有利于脑部细胞的健康和发育。丁酸盐也是强大的益生元，可促进肠道益生菌的生长。③果胶是带阴离子的（-），能与带有阳离子（+）的重金属结合并排出体外，称为“天然螯合作用”。[5]

市面上的果胶常为复合制剂，兼顾了综合的需求特点。其中，除主要成分为苹果胶外，亦含有果糖（fructose），维生素C，香气（aroma）等。果糖主要用于增加口感。其相较于食物中常用的蔗糖，则具有更多优点，例如，果糖确实有它的健康之处。果糖口感好具有水果风味，甜度是蔗糖的2倍，是天然糖中最甜的糖类，且与蔗糖相比导致龋齿的概率要低[6]。另外，果糖升糖指数（Glycemic Index，GI）较低[6]，而这是糖尿病患者所需注意的。维生素C具有包括促进机体代谢等多种生理功能。香气的作用在于加强对嗅神经的刺激，提高和改善嗅细胞的敏感性，加强香气信息的传递。[7]

每天持续饮用医疗级的纯苹果果胶制成的膳食营养品，透过螯合作用，可有效清除体内的有害致癌放射性元素，如铯-137①，重新找回纯净健康的状态。

对于自闭症患儿来说，因环境和食物污染而导致的体内重金属沉积是导致神经发育障碍的重要原因，因此有效清除体内重金属尤为关键。因为安全有效地清除放射性核污染物质及重金属对人体的侵害，故可快速代谢毒性物质、保护心血管健康；亦可有效缓解因重金属中毒带来的头痛、肌肉疼痛和慢性疲劳等症状；还可改善关节炎，并对经常性过敏、皮肤病有功效；并显著改善便秘及顽固的肥胖症状。

根据一些医生的建议，在服用医疗级的苹果胶复合制剂时，可能会有少部分人因为身体原本毒素就很多或身体有严重的亚健康状况而造成严重的排毒现象，所以以下注意事项供参考：①因为在螯合了重金属后，会经肾脏排出，也因体内的很多毒素要在肝脏解毒后再排除，所以，若使用者的肝、肾功能不太好，而重金属又比较多的话，一下无法全部从肾脏排出来的已经螯合了的毒物，就只有从皮肤排出来了。显著的皮肤排毒现象可能会有一些表现，这在祖国医学中有一定的描述。例如，出现一些（斑）疹，但要排除真正的皮肤病。还有人晨起卧室气味不好，中医称为“病气”，亦即“毒气”经皮肤排出，或汗液发黏、有异味等。[9]②由于其高浓度，高纯度的医疗作用，有些事情在服用后的一小时之内要有所考虑：第一，柑橘类可影响肝脏的解毒功能，即广东人讲的“湿热”；第二，萝卜（糕），可使复合制剂里的多酚类（葡萄，苹果，柑橘类等）产生使机体不适的物质，特别是

---

① 金属铯在工业上主要用于制造光电池、光电倍增管、电视摄象管及用作真空管的吸气剂等，是制造真空件器、光电管等的重要原材料，在化学上用作催化剂。[8]

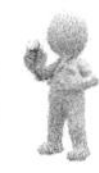

有甲状腺功能问题的人，更明显。此外，勿食用超过每日建议的用量。对孕妇或哺乳期妇女或特定服药患者，饮用前请咨询医师。

3. 儿童营养要素复合配方

儿童营养要素复合配方是复合维生素及矿物质制剂，以一美国公司的“儿童营养要素”为例，其包含有15种人体必需维生素及矿物质。一次服用可百分之百达到上述物质的每日推荐摄入量（recommended daily allowance，RDA）。RDA为美国官方机构（国家科学院医学部食品和营养委员会）制定。在北美及全球市场上类似的产品还有专门针对小儿喜食性研发的儿童专用可咀嚼的自然源性多维及复合矿物质、自然口味液体维生素D等，就不一一在此列举了。对儿童免疫系统、牙齿、骨骼及皮肤等的发育有很好的促进作用。对于偏食、挑食者，或对食物某些成分过敏，或因蔬菜生长的季节因素而不能完全补充营养素者，都会有很好的补充和矫正。而这些正是自闭症儿童所存在的严重问题。该类产品具有以下详细特点：

①维生素A及维生素C对免疫系统的发育及功能极为重要。

②维生素D及维生素C对强壮骨骼及矿物质的吸收很关键。

③B族维生素对神经系统的发育和功能非常重要。其中硫胺素（维生素B_1）对神经系统起支持作用，叶酸（维生素B_9）为维持大脑功能的关键组分，生物素（维生素B_7）为脂肪、碳水化合物及氨基酸代谢所必需，核黄素（维生素B_2）用于碳水化合物转能过程。

④维生素E为强抗氧化剂。其用于清除细胞内的有害氧自由基，有效对抗紫外线及其他的环境污染。除此以外，其在红细胞生成过程中亦起关键作用。机体的能量生成及免疫功能也需倚重体内有足够水平的维生素E。

⑤矿物质铜和锌起支持细胞代谢产出的不可替代作用。

⑥钙用于强齿、健骨、固肌。

产品制作全部选用天然物质，即水果和蔬菜，包括西兰花、菠菜、羽衣甘蓝和西红柿等。具有非常适合于儿童的天然水果（如橘子）口味，多制成适于幼童的柔软、可咀嚼的片剂。液体状维生素D则更适用于机体缺乏维生素D_3，且又不喜吞食丸状物的儿童。尤其重要的是液体状维生素D_3更易快速吸收。所有这些制剂皆不含人工色素及保鲜剂。

4. 非牛乳营养奶昔（乳清蛋白复合制剂）

营养代餐作为日常专项营养补充的主要方式，正在成为一种流行趋势。这主要是源于较之最初的产品，营养奶昔在生产质量上，而且在口味上都有了相当大的飞跃。以北美及全球市场主要流行的代餐产品为例，非牛乳营养奶昔开发出了包括天然莓果、巧克力、香草等多种口味。产品具有以下特点：

①均衡营养代餐：该奶昔在每份（一次食用）250 大卡的包装中含有产能必需量的碳水化合物，优质脂肪，和高质量的蛋白质。可以完全替代缺乏足够能量（包括必需的一定量的碳水化合物）、蛋白质、优质脂肪提供的饮食。

②高品质及高含量植物蛋白：研究证实每餐 20 ~ 30 g 蛋白才能足以保证肌肉的强健[10-11]。而充足蛋白的摄入亦能使食欲恒定在一个正常水平上[12]。每餐天然莓果口味奶昔可提供22 g 蛋白；巧克力和香草口味奶昔则可提供多达 24 g 蛋白。

③高含量纤维素：摄入正确量的膳食纤维，不仅有助于消化功能，而且有利于心脏健康。目前市面上其他公司的代餐奶昔仅含少量膳食纤维，不足以执行正常功能。而该产品可提供每餐多达 8 g 源自香草籽、亚麻籽的膳食纤维。

④避免 8 种常见的食物成分过敏：对食物中某些成分过敏已成为生活中越来越常见的一个难题。麦类、奶制品、花生、树籽、蛋类、大豆、鱼、贝类是最常见与严重食物成分过敏有关的食物种类。而这些又是最常食用的食物组分。这种过敏性异常也正是不少自闭症患儿症状持续恶化的重要因素。该产品不含麸质及上述 8 种食物中易引起过敏的成分。给该类问题人群带来了福音。

⑤有严格的产品成分检测：产品有严格成分标示。严格检测是否有重金属等污染。

质优和口味好的营养奶昔，安全性高，效果佳。是自闭症儿童（特别是其中对某些食物成分过敏者）比较理想的营养代餐产品。但使用时要注意各公司所标示的适用年龄。如有的公司即建议用于 4 岁以上。此外，以上所列数字基本上是公司建议的成人用量，儿童可酌情减量使用。

5. 儿童 Omega-3 制剂

深海鱼油中二十二碳六烯酸（docosahexaenoic acid，DHA，$C_{22}H_{32}O_2$）是和二十碳五烯酸（eicosapentaenoic acid，EPA，$C_{20}H_{30}O_2$）以混合的形式存在，两者分别是有 6 个或 5 个双键的多元不饱和脂肪酸，我们通常称为 Omega-3。这类产品多以富含 DHA 和 EPA 的深海鱼油（通常为金枪鱼油）为原料，通过分子蒸馏工艺获得。而目前最先进的产品（非本品）是用富

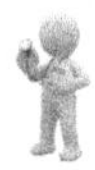

含 DHA 且不含 EPA 的海洋微藻通过发酵工艺制得。二十二碳六烯酸是人体必需脂肪酸，是大脑细胞膜的重要构成成分，参与脑细胞的形成和发育，对神经细胞轴突和新突起的形成有重要作用。可维持神经细胞的正常生理活动，参与大脑思维和记忆的形成过程。[13]故其主要功效绝对有利于修正自闭症患儿异常发育和失去正常功效的神经系统。除去上述对神经细胞形成、发育等的直接作用外，其还有超强的改善机体内环境的功能，如增加红细胞膜中 DHA 含量可有效增强超氧歧化酶活性，有利于清除体内过多的氧自由基。而非平衡的氧化还原过程也是自闭症患儿的主要病理之一。DHA 还能拮抗过敏性变态反应，防止支气管哮喘等与自闭症相伴或起加重作用的病变。如无像鱼油直接补给 EPA/DHA，则人体内 ω-3 脂肪酸来源如下：体内无法从头合成 ω-3 脂肪酸，但可以使用十八碳的 ω-3 脂肪酸即 α－亚麻酸（α-Linolenic acid，ALA）作为原料，通过人体内的酶延长碳链，合成二十碳的不饱和 ω-3 脂肪酸（EPA）（但此反应在人体中的速度很慢且转化量很少，远远不能满足人体对 EPA 的需要，因此必须从食物中直接补充）。再由 EPA 合成二十二碳的不饱和 ω-3 脂肪酸（DHA）。ω-3 脂肪酸能弥补自身免疫缺陷，减少有害的免疫反应，并对治疗由自身免疫缺陷引起的炎症有效。保持体内 ω-3 脂肪酸含量处于一个适当平衡的位置对于正常生长发育十分必要。

目前，许多公司都专门开发了针对儿童的产品，这些产品通常是采用适合儿童吞咽和咀嚼的小软胶囊，带有儿童喜欢的水果（如橘子）味。利用高技术确保鱼油晶体般纯净，无重金属、多氯联苯等的污染。达到国家药典所规定的最高标准。

6. 儿童益生菌制剂

自闭症患儿多存在严重的肠道菌群失调问题。因此，益生菌制剂在儿童自闭症的矫治中甚为重要。儿童益生菌制剂主要采用的益生菌菌种为鼠李糖乳杆菌 GG 株（Lactobacillus rhamnosus GG，LGG），这是目前研究最充分的益生菌菌株之一。鼠李糖乳杆菌亦来源于人母乳，能在新生儿肠道中存活，起到提高宝宝免疫力、预防过敏及哮喘、维护肠道健康的作用。根据不同年龄的儿童，采用不同的剂型。以美国某公司的一研发产品为例，对于早到一岁童，即可使用益生菌冲剂。该剂型无特殊口味，因此可与凉水和食物混合食用。菌种成分为百分之百天然来源（含 50 亿菌落形成单位的活性鼠李糖乳杆菌 GG 株），且不含麸质、牛奶成分（乳糖等）、人工色素、保鲜剂、酵母或大豆。通过促进消化道益生菌的生长来维持儿童健康，不仅有助减少孩童的消化问题（如腹泻和其他常见不适等），亦能帮助儿童的自身免疫系统的健全发育。

因为是活菌制剂，所以不要用热水冲服。每袋包装全部放入冷食物或饮品中，混合至其全部溶解。避免使用温、热食物或饮料。每日一袋用于支持消化和免疫功能；对于消化道不适儿童，每日用两袋（一早一晚）。如症状仍无改善，需看医生。该产品可与食物同食，亦可单独使用。每日使用时间没有限制。如儿童存在免疫问题，则需遵医嘱使用。

3 岁以上直至 12 岁童因为有更健全的自控意识，则可推荐使用儿童益生菌咀嚼片。其特点是亦含 50 亿菌落形成单位的活性鼠李糖乳杆菌 GG 株及益生质菊粉。这种口味好、不含糖的咀嚼片很适合不喜吞咽胶囊的儿童。作为日常饮食补充，每日一片用于支持消化及免疫健康功能，并建议连续服用。如果用于消化道不适，则每日两片（早晚各一片），直至症状消失。如在旅行中使用，则整个旅途中每日早、晚各一片。如在旅途开始前二到三天开始使用，效果更佳。对于体重超过 100 磅①的超重童，可将咀嚼片与更强效的消化健康益生菌胶囊交替使用。具体使用（包括剂量）需见产品的包装说明。

（二）流通渠道的多样化

关于自闭症矫正的营养制剂，由于该病存在许多疾病中都遇到的胃肠及营养学问题，故目前市面上亦有较多的选择。因应电子网络的迅速发展，衍生出了许多依托网络的“生活”及“工作”方式，仅就营养产品的来源而言，销售渠道即可主要分为两类，网络直销方式和传统销售模式。

网络直销方式是目前因倚靠互联网技术而快速成长的营销模式，其特点是避免了中间销售商的许多“传递”环节及费用，故产品的质量较传统营销产品要好，主要表现为产品配方、原材料来源、制备所用技术等方面更加讲究。还因每个消费者（或患儿父母）根据自身感受，可用“口口相传”的方式推介、评判产品，故此产品可得到受众检验，得以快速、大面积推广。这里需要强调的是，以笔者在北美的体验而言，基本上是一种健康的营销方式。在我国，则需要注意避免“传销陷阱”。

在网络快速发展的今天，传统销售模式仍有其存在的强大理由，例如，

---

① 1 磅≈0.4536 kg。

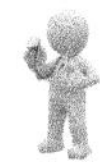

产品虽比不上直销公司，但成本低廉，受众更广。

二、专项营养品的补充时间

（一）人体细胞的再生

现在有一个观点正逐渐得到共识，即自闭症是机体（尤其是神经系统）发育障碍性问题，是个长期慢性的过程。而专项营养补充制剂皆非药物。因此，在医生或营养学专业人员指导下，笔者倾向于患者应长期使用。而这是有科研依据的。我们知道，经过新陈代谢，人体的组织、细胞在一定的相隔时间后会完全更新。其中：①最快的是胃肠细胞每 7 天更新一次；②皮肤细胞每 28 天（一个月）左右更新一次；③血红细胞每 120 天（4 个月）更新一次；④肝脏细胞每 180 天（6 个月）更新一次；⑤在一年的时间内，机体 98% 的细胞都要更新一次；⑥骨细胞的更新时间最长，需要 7 年的时间。这也就是一些专项营养品公司推出不同套装并建议不同的使用时间的根据。举笔者有过体验的某公司的产品为例，针对第①、第②项，分别会有最短 9 天和 30 天的套装；而对第③、第④、第⑤项，则有 3 个月、6 个月及一年的用程指导和建议；而对最后一项，则有常年用程的指导和建议。这里没有专门提到中枢神经系统的组织、细胞（如神经元细胞、神经胶质细胞等），但血细胞、消化系统和肝细胞的功能皆与中枢神经系统的发育有不可分割的联系。

（二）中枢神经系统细胞的再生

通过上面的数据可以知道，人体的细胞再生能力是很强的。但中枢神经系统是个例外。中枢神经系统的细胞俗称“脑细胞”，是构成脑的多种细胞的统称。脑细胞主要包括神经元细胞和神经胶质细胞、脑血管的细胞等。

神经元细胞：神经元细胞高度分化，不可再生。少量神经细胞由神经干细胞分化再生，不过只局限在“海马”和“嗅球“两个区域。随着机体的成长，人的脑容也增大。这不是因为神经元的增多，而是因为神经元体积的增大。这其中还可能包括突触的可塑性。突触可塑性是指突触在一定条件下调整功能、改变形态、增加或减少数目的能力，既包括传递效能的变化，也包括形态结构的变化。一般认为突触传递的过程，突触的修饰在很大程度上反映了整个神经系统回路的可塑性，因此也反映了行为的可塑性[14]。

神经胶质细胞：神经胶质细胞分为几种（包括星形细胞、小胶质细胞和少突胶质细胞等），都是高度分化的，不可自我分裂了。但是部分是可以再生的，如小胶质细胞，自身承担免疫应答作用，因此是可以通过某种途径补充的。

脑血管的细胞：包括内皮细胞等其他细胞。这部分的细胞是有再生能力的。

所以，专项营养品的补充是有可能通过影响突触的可塑性、加上神经元之外的细胞等，改善中枢神经系统功能的。

三、营养成分与自闭症

在这里需要声明一点，上文中可能涉及的一些公司的产品，绝非是专门替其做宣传，而是因为笔者对一些产品的体验和相关资料的查询等。相信随着营养学的不断发展，会有更多类似的制造商和产品问世。因此，为了避免误导读者，在此对与自闭症障碍有关的主要需求（或有负面影响、不易摄入）营养成分再做一下归纳（尽管这些内容在前面讲专项营养制剂时已有所提到）。目的是让有关人员在制定方案时，根据经济条件、产品来源等做些灵活调整。但需要强调的一点是，作为非医疗或营养专业人员（如患儿家长），还是建议咨询有关专业人士，避免自己没有科学依据地做搭配。

（一）维生素族和矿物质

一般患有自闭症的儿童皆有较低水准的维生素 A、维生素 C、维生素 D 和维生素 E 和所有 B 族维生素（除胆碱，即维生素 B_4）和一些矿物质（钙、锌、镁、硒）。因此，对于营养品中这些成分的含量和比例应予以重视。特别需要注意的是一些物质之间有相互的协同作用，如维生素 B_6 和镁在功能上有互相增强的作用，具体机制在前面已提到，此处不再赘述。因此建议同时期服用。同理，钙的吸收需要维生素 D（主要指维生素 D_3）的参与。而最新的研究发现，在机体没有足够的镁的情况下，维生素 D 在体内可能处于储存和不活跃的状态[15]。从而影响钙的吸收利用。

（二）蛋白质和氨基酸

1. 谷蛋白和酪蛋白

谷蛋白（gluten）和酪蛋白（casein）在体内的代谢过程中可能会引起

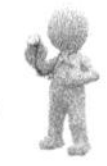

儿童大脑异常。可能的机制为摄入的谷蛋白和酪蛋白在儿童体内会被分解成谷啡肽（gluteomorphins）和酪啡肽（β-casomorphins）两种具有神经毒性的阿片样物质——外啡肽（exorphins），通过“肠漏”状态的肠道后进入大脑，干扰大脑的正常工作，引起行为和大脑发育异常[16-17]。因此，要减少或避免其的摄入。这就是为什么会时常看到营养制品会注明“无麸质”（gluten-free）的原因。也是很多源自牛乳的营养代餐将其中酪蛋白比例大幅缩小的原因之一。

2. 色氨酸

色氨酸（tryptophan）是五羟色胺（5-HT）、喹啉酸（quinolinic acid，QA）和犬尿酸（kynurenic acid，KA）的前体物质[16,18]。前者是重要的神经递质；后者则与线粒体的能量代谢密切相关。

5-HT 的水平能影响睡眠障碍和情感障碍等自闭症患者症状。自闭症儿童的 5-HT 合成与利用能力与正常儿童相比有明显差异，表现为一方面正常功能神经细胞无法有效利用 5-HT，另一方面未被及时有效地代谢掉，会引起对社会交往行为具有重要作用的下丘脑室旁核内催产素的降低和杏仁核内中降血钙素相关基因多肽的增加，可能导致自闭症[16,19]。

体内绝大部分的色氨酸都是通过犬尿氨酸途径（kynurenine pathway）进行再加工的[16,20]。色氨酸的前体物喹啉酸和犬尿酸与线粒体的能量代谢密切相关。喹啉酸是构成烟酰胺腺嘌呤二核苷酸（Nicotinamide adenine dinucleotide，NAD +）的前体，NAD + 是线粒体中重要的能量载体，是 NADH 的前体，色氨酸代谢减少，产生的 NADH 也随之减少。脑中 NADH 的减少会影响线粒体的能量代谢，从而影响神经细胞的发育，轴突的生长及神经的可塑性[16]。

3. 半胱氨酸

半胱氨酸（cysteine）是一种含硫的非必需氨基酸。其在体内代谢产生硫酸盐（sulfate），参与解毒、神经递质（儿茶酚胺）的失活；是脑组织、黏蛋白等的合成过程中的硫酸盐化的参与成分[16]。经测定，自闭症儿童血中硫酸盐含量较正常人低[21]。

4. 甲硫氨酸

甲硫氨酸（蛋氨酸）（methionine）是必需氨基酸，体内不能合成，只能通过摄入获得。摄入的甲硫氨酸在生物体内由 ATP 在甲硫氨酸活化酶的作用下形成带有活性甲基的“活性甲硫氨酸”——S－腺苷甲硫氨酸（Sadenosylmethionine，SAM）。成为（供给甲基）参与甲基转移反应的辅酶。其在脱去甲基后可生成 S－腺苷高半胱氨酸（S-adenosylhomocysteine，SAH），继续代谢可生成同型半胱氨酸（homocysteine）和腺苷（adenosine）。半胱氨酸是通过依赖叶酸（维生素 B_9）的甲基化循环途径由同型半胱氨酸分解产生的。

"甲基化"即指甲基转移反应。指向底物引入甲基的过程，一般是以甲基取代氢原子。在生物体内，甲基化过程是由酶催化进行的，甲基化是重要生物活动的组成部分，如基因表达的调控、蛋白质功能的调节及核糖核酸（RNA）的加工等。同时，半胱氨酸也是抗氧化物的前体。

综上，食物中充足的叶酸、甲硫氨酸和半胱氨酸有助于维持身体正常的生命活动及氧化还原状态。

5. 谷胱甘肽

谷胱甘肽（glutathione，GSH）是由谷氨酸、半胱氨酸和甘氨酸等结合形成的三肽，具有抗氧化和解毒作用，含有巯基活性基团的还原型（reduced）式。GSH 脱巯基后可生成氧化型谷胱甘肽（oxidized glutathione，GSSG），在此反应中中和氧自由基。故 GSH 又称"小分子抗氧化物"。缺乏 GSH 会减弱机体的抗氧化能力，造成机体损伤，GSH/GSSG 的比例决定了体内氧化还原状态，对自由基的清除、氧化还原状态的平衡、蛋白质氧化还原状态的维持、酶活性和细胞膜完整性的保持、信号转导、解毒及细胞的分化和凋亡具有重要作用[16]。大多数自闭症儿童体内 GSH 的量偏低，而 GSSG 偏高，GSH/GSSG 的比例明显降低[22]。

（三）不饱和脂肪酸

ω-3 不饱和脂肪酸中的二十二碳六烯酸（DHA）是脑部和眼部中主要的结构性脂肪，占大脑中 ω-3 的 97% 及眼部 ω-3 的 93%，占大脑皮质和视网膜总脂肪含量的 30%～45%，是人脑和视神经组织的主要成分。

神经元的突起形成了宛若"电线"的轴索，而其外裹的髓鞘仿若电线的绝缘外套，使得神经传导专一、快速地进行，而不至形成"短路"（异常通路）并削弱正常通路的传导力度。DHA 乃神经元髓鞘生成的必需脂质，可使传导速度增加，可增强宝宝反应的灵敏性和准确性。孩子出生前后（尤指孕 2 个月至婴儿 2 周岁）是突触形成的"蓬勃"期，每个脑皮质神经元生产约 15 000 个突触。髓鞘的形成 80% 需要脂质来源，对 DHA 需求量极

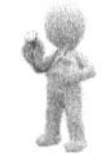

大。高质量的DHA可有效促进中枢神经系统发育及突触与髓鞘的生成，令小宝宝的反应更加灵敏和准确。

研究已经提示如果因脂肪酸代谢异常导致DHA实质不足将影响大脑发育，增加患自闭症的风险[23]，而自闭症患者体内确实缺乏ω-3不饱和脂肪酸也是不争的事实[24]。

（四）能量代谢成分

为了神经传导的进行，中枢神经系统在进行着频繁的神经电生理活动，其实质是细胞膜电位的变化，而这是由神经细胞膜两侧的离子差决定的。因此，这需要在每次细胞膜放电之后（专业术语称之为“除极化”），通过离子流，迅速地使膜两侧的离子恢复到正常水平（专业术语称之为“复极化”）。因此要经常地把Na^+泵出细胞外，使除极化（depolarization）后的膜迅速恢复起始膜电位，以维持不断的神经的兴奋和传导。这一过程是离子的主动转运过程，需要消耗大量的能量。脑组织的能量主要由血中来源的葡萄糖氧化来供给。而线粒体是产能的中心部位，通过其中的“呼吸（传递）链”生成三磷酸腺苷，也即俗称的ATP。自闭症患儿缺少参与线粒体能量代谢的NADH，NAD+，后者则是“呼吸链”上的关键酶，故会大大影响神经细胞对葡萄糖和氧的利用，使得中枢神经活动受到削弱。

（五）肠道微生物

肠道的重要性主要表现为几个方面，首先，其与机体的神经系统存在极为密切的关系。肠道相对于内环境来讲是个对外界开放的部位，应对其纳受外来物质（如食物、饮用水、空气等）的功能需要，因此密布神经细胞。数量甚至比脊髓里的还多，与大脑的神经细胞数量相当；而且细胞类型、神经递质及感受器等皆可归入大脑中的类型[25]，所以肠道有人的“第二大脑”或“肠脑”之称谓[26]。近年来的研究发现，借助这些丰富的神经分布使得肠与脑之间形成了功能上特定的信息廻路——“脑肠轴（brain-gut-axis）”。这个廻路之所以被称为“轴”，乃是因为绝非肠道只是被动的收受中枢指令的一方，而是其对中枢有显著的影响，所以是双向沟通的[27]。因此，肠道的异常刺激一定会影响中枢神经系统，也当然会对人的情感、认知和行为产生影响[28-29]。

俗话讲，肠道在人体中是个很“喧嚣、热闹、熙攘”的场所，因为这个微环境中寄生着大量的微生物，称为“肠道菌群”；其携带的基因总数约为人体基因数量的150倍，因与人体共生的关系，亦称人体“第二”基因组。可以想象，其的编码产物一定会对人体生命活动产生重要影响。例如，肠道菌群能够生成酶类，可助人体消化和吸收经胃肠摄入的营养物质；还可合成某些维生素和生物活性物质，维护人体免疫系统，抵御病原微生物的侵入，称之为“益生菌（群）”。反之，可寄生于肠道的有害菌群分泌毒素，干扰机体，特别是中枢。事实上是，血液中大约70%的物质是透过肠道吸收入血的[30]，这其中36%的小分子物质是由肠道微生物生成的[31]，所以切莫忽略肠道的重要性尤其是菌群失调问题。因为如果益生菌的生长受到了抑制，而能产生毒素的有害菌得以占优，肠道微生物的平衡会被打破，导致多种疾病的发生[32-34]。大致来讲，益生（或有害）菌的自身生物学是类似的，但对机体所施加的影响是有本质区别的。此处举一通俗例子，牛奶的变质和奶酪皆会产生外观上相似的物质。但为什么都是发酵反应生成，可前者不能像后者一样可食用？就是因为发酵酶的来源不同，前者来自有害菌，在发酵的同时有大量毒素的生成；而后者则不仅不存在此问题，还会同时产生对机体的有益物质。

肠道微生物对机体的影响不仅包括生理健康，亦可透过血液系统、内分泌系统和神经发育、功能等影响心理、情绪、行为等[16,35-36]。像前述“脑肠轴”一样，在微生物、肠道、大脑之间存在主动的“对话”机制。这种相互影响构成了微生物－肠道－大脑轴（microbiome-gut-brain axis，简称“菌肠脑轴”）[37-39]。

最后，借用下面这一路径图来作为本章的结尾。因为上面所涉内容基本都涵盖在此图中了。还是为了厘清概念的问题，再对食物、营养品、药物之间的关系再做一简单阐述。如图7-1所示，食物中的基本大类（或曰一级成分）为蛋白质、脂肪、碳水化合物、维生素和微量元素，以及其所带来的直接成分——肠道菌群。然后经过不同的路径影响（或曰二级成分），如内啡肽、色氨酸、脂肪酸、神经活性物质等代谢路径到中枢，从而可干预包括自闭症在内的中枢神经系统发育及功能障碍。营养制剂，无论其来源是天然纯化，还是人工合成，实质是食物和（或）机体的某些组成成分。只是依据不同的目的，而配制成分和比例不同而已。因此，其不干扰或阻断机体的任何生理进程，而是对其的补充和加强。功能方向是“顺势”而为。反观药物，其不是食物和（或）机体的组分。其目的是阻断或削弱正在机体

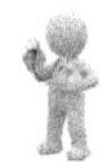

发生的异常过程。功能取向是“逆势”而为。所以，更容易有不良反应。亦很容易出现失衡现象。毋容置疑，营养制剂在质量保证的前提下，是安全的。但是，鉴于其与药物本质上的区别，因此，著者建议要坚持长期使用，才可收到较显著效果。

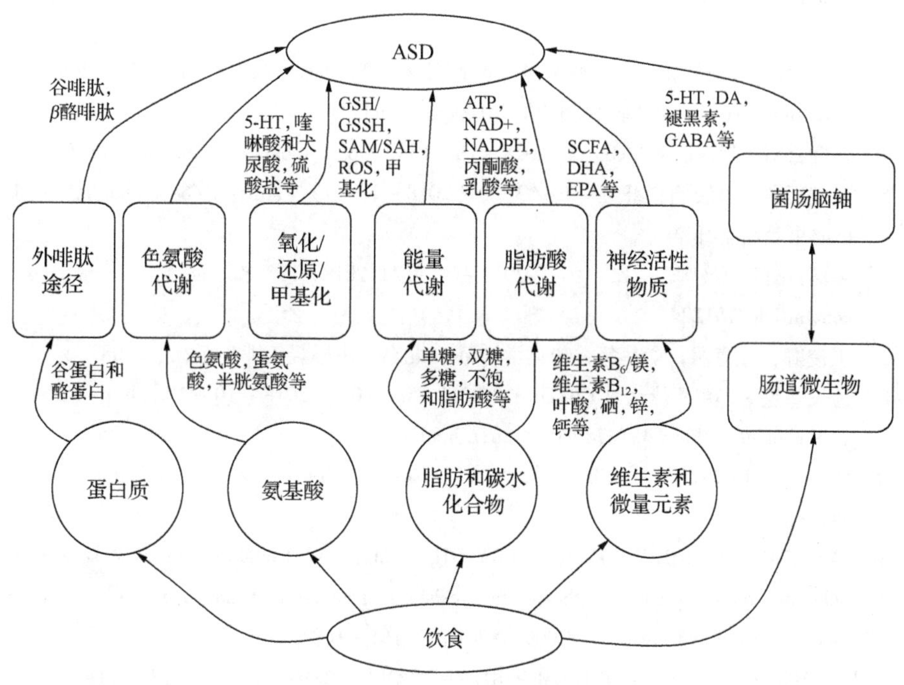

图 7-1　饮食（营养制剂）对自闭症的影响[16]

5-HT：五羟色胺；GSH/GSSH：还原型谷胱甘肽/氧化型谷胱甘肽；SAM/SAH：S-腺苷甲硫胺酸/S-腺苷高半胱氨酸；ROS：活性氧；SCFA：短链脂肪酸；DHA：二十二碳六烯酸；EPA：二十碳五烯酸；DA：多巴胺；GABA：γ-氨基丁酸

（宋　为）

注　释

＊莱纳斯·卡尔·鲍林（Linus Carl Pauling，1901 年 2 月 28 日至 1994 年 8 月 19 日），美国著名化学家，量子化学和结构生物学的先驱者之一。1954 年因在化学键方面的工作取得诺贝尔化学奖，1962 年因反对核弹在地面测试的行动获得诺贝尔和平奖，成为获得不同诺贝尔奖项的两人之一[40]。

参考文献

[1] 百度百科．白藜芦醇［EB/OL］.［2018－10－15］. https：//baike. baidu. com/item/白藜芦醇．

[2] 百度百科．儿茶素［EB/OL］.［2018－10－15］. http：//baike. baidu. com/item/儿茶素．

[3] 革命性的营养传输方式，纳米悬浮凝胶技术［EB/OL］.［2018－10－18］. http：//blog. sina. com. cn/s/blog_145619fb80102vpq0. html.

[4] 百度百科．果胶［EB/OL］.［2018－10－15］. https：//baike. baidu. com/item/果胶．

[5] 百度百科．果胶膳食纤维［EB/OL］.［2018－10－15］. https：//baike. baidu. com/item/果胶膳食纤维．

[6] 果糖：健康不健康？［EB/OL］.［2012－04－17］［2018－10－18］. https：//www. guokr. com/article/151224/.

[7] 王俊卿，黄梅丽．食品色香味化学［M］. 北京：中国轻工业出版社，2008.

[8] 孟飞．铯－134 是什么［EB/OL］.［2011－04－09］［2018－10－18］. http：//blog. sina. com. cn/s/blog_4b7274980100pn2r. html.

[9] 张斌．关于排病反应［EB/OL］.［2018－10－18］. http：//ZhongYiBoLan. com/blog/941. html.

[10] MOORE D R，ROBINSON M J，FRY J L，et al. Ingested protein dose response of muscle and albumin protein synthesis after resistance exercise in young men［J］. American journal of clinical nutrition，2009，89（1）：161－168.

[11] SYMONS T B，SHEFFIELD-MOORE M，WOLFE R R，et al. A moderate serving of high-quality protein maximally stimulates skeletal muscle protein synthesis in young and elderly subjects［J］. Journal of American dietetic association，2009，109（9）：1582－1586.

[12] LEIDY H J，RACKI E M. The addition of a protein-rich breakfast and its effects on acute appetite control and food intake in ‘breakfast-skipping’ adolescents［J］. International Journal of obesity，2010，34（7）：1125－1133.

[13] 百度百科．二十二碳六烯酸［EB/OL］.［2018－10－15］. https：//baike. baidu. com/item/二十二碳六烯酸．

[14] 百度百科：突触（神经生理学）［EB/OL］.［2018－10－15］. https：//baike. baidu. com/item/突触．

[15] UWITONZE A M，RAZZAQUE M S. Role of magnesium in vitamin D activation and function［J］. The journal of American osteopathic association，2018，118（3）：181－189.

[16] 段云峰，吴晓丽，金锋．饮食对自闭症的影响研究进展［J］. 科学通报，2015

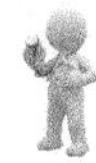

(30): 2845－2861. DOI: 10.1360/N972015－00355.

[17] KNIVSBERG A M, REICHELT K L, H? IEN T, et al. A randomised, controlled study of dietary intervention in autistic syndromes [J]. Nutritional neuroscience, 2002, 5: 251－261.

[18] BOCCUTO L, CHEN C F, PITTMAN A, et al. Decreased tryptophan metabolism in patients with autism spectrum disorders [J]. Molecular autism, 2013, 4: 16. DOI: 10.1186/2040-2392-4-16.

[19] YANG C J, TAN H P, DU Y J. The developmental disruptions of serotonin signaling may be involved in autism during early brain development [J]. Neuroscience, 2014, 267: 1－10.

[20] STONE T W, DARLINGTON L G. Endogenous kynurenines as targets for drug discovery and development [J]. Nature reviews drug discovery, 2002, 1: 609－620.

[21] GEIER D A, KERN J K, GARVER C R, et al. A prospective study of transsulfuration biomarkers in autistic disorders [J]. Neurochemical research, 2009, 34 (2): 386－393.

[22] JAMES S J, MELNYK S, FUCHS G, et al. Efficacy of methylcobalamin and folinic acid treatment on glutathione redox status in children with autism [J]. American journal of clinical nutrition, 2009, 89: 425－430.

[23] VANCASSEL S, DURAND G, BARTH? L? MY C, et al. Plasma fatty acid levels in autistic children [J]. Prostaglandins leukotrienes & essential fatty acids, 2001, 65: 1－7.

[24] JAMES S, MONTGOMERY P, WILLIAMS K. Omega-3 fatty acids supplementation for autism spectrum disorders (ASD) [J]. Cochrane database of systematic reviews, 2011, 11: CD007992.

[25] FURNESS J B. The enteric nervous system [M]. Hoboken: Blackwell Publishing, 2007.

[26] GERSHON M. The second brain: a groundbreaking new understanding of nervous disorders of the stomach and intestine [M]. New York: HarperCollins Publishers, Inc, 1999.

[27] GRENHAM S, CLARKE G, CRYAN J F, et al. Brain gut microbe communication in health and disease [J]. Front physiol, 2011, 2: 1－15.

[28] FORSYTHE P, SUDO N, DINAN T, et al. Mood and gut feelings [J]. Brain behavior and immunity, 2010, 24: 9－16.

[29] 罗佳，金锋．肠道菌群影响宿主行为的研究进展 [J]. 科学通报，2014，59: 2169－2190.

[30] COMPARE D, COCCOLI P, ROCCO A, et al. Gut-liver axis: the impact of gut micro-

biota on non alcoholic fatty liver disease [J]. Nutrition, metabolism, and cardiovascular diseases, 2012 22: 471 - 476.

[31] HOOD L. Tackling the microbiome [J]. Science, 2012, 336: 1209.

[32] CLEMENTE J C, URSELL L K, PARFREY L W, et al. The impact of the gut microbiota on human health: an integrative view [J]. Cell, 2012, 148: 1258 - 1270.

[33] FINEGOLD S M, OLITORIS D, SONG Y, et al. Gastrointestinal microflora studies in late-onset autism [J]. Clinical infectious diseases. 2002, 35: S6 - S16.

[34] SHREINER A B, KAO J Y, YOUNG V B. The gut microbiome in health and in disease [J]. Current opinion in gastroenterology, 2015 31: 69 - 75.

[35] HEIJTZ R D, WANG S, ANUAR F, et al. Normal gut microbiota modulates brain development and behavior [J]. Proceedings of the national academy of sciences of the United States of America, 2011, 108: 3047 - 3052.

[36] 梁姗，王涛，胡旭，等．微生物与行为和精神疾病 [J]．心理科学进展，2012，20：75 - 97.

[37] FOSTER J A, MCVEY NEUFELD K A. Gut-brain axis: how the microbiome influences anxiety and depression [J]. Trends in neuroscience, 2013, 36: 305 - 312.

[38] CRYAN J F, O'MAHONY S M. The microbiome-gut-brain axis: from bowel to behavior [J]. Neurogastroenterology and motility, 2011, 23: 187 - 192.

[39] O'MAHONY S M, CLARKE G, BORRE Y E, et al. Serotonin, tryptophan metabolism and the brain-gut-microbiome axis [J]. Behavioural brain research, 2015, 277: 32 - 48.

[40] 百度百科：莱纳斯·卡尔·鲍林 [EB/OL]. [2018 - 10 - 15]. https://baike.baidu.com/item/莱纳斯·卡尔·鲍林.

第八章　富氢水与自闭症的矫正

只有顺从自然，才能驾驭自然。

——弗朗西斯·培根*

一、氢元素与氢气

氢是在化学元素周期表中位列第一位的化学元素，所以在所有元素中相对质量最小。氢通常的单质形态是氢气（H_2）。氢元素与氢气在自然界的分布具有以下特点：氢在自然界中分布很广，但皆非单质形式。其中，水便是氢的最大“仓库”，氢在水中的质量分数为11%；泥土中约有1.5%的氢；石油、天然气、动植物体也含氢。然而在空气中，氢气（纯质氢）并不多，仅约占总体积的5/10 000 000。这是由于氢气是所有气体中相对分子质量最小的，所以运动速度最快（是氧分子运动速度的4倍），很容易扩散到太空中去，而且大多数集中在大气层的顶层。因此，造成空气中氢气含量极低。与氢气的情况相反，氧气可占到整个大气总量的21%。由于氮气比氧气稳定，常温下不易与其他物质反应。因此，其更是可占到大气总量的78.12%（体积分数），是空气的主要成分。

可是，在整个宇宙中，按原子百分数来说，氢却是最多的元素。据研究，在太阳的大气中，按原子百分数计算，氢占81.75%。在宇宙空间中，氢原子的数目比其他所有元素原子的总和约大100倍。因此，虽然大气中氢气很少，但由于氢元素的普遍存在，氢气相对比较容易制备。氢气最早于16世纪初被人工制备，当时使用的方法是将金属置于强酸中。现在工业上一般用天然气或水煤气制氢气，而不采用高耗能的电解水的方法。

二、氢气与人体

氢气是人们非常熟悉的一种气体，长期以来被广泛使用在化学和工业领域，但却很少有人认识到它的生物学作用，更不会与疾病治疗相联系。

氢是自然界最简单的元素，氢气是无色、无臭、无味、具有一定还原性的双原子气体。氢不仅是宇宙中含量最高的元素，占全部化学元素的 80% 以上，而且是各种生命物质中含量最丰富的元素，也占人体所有元素的 80% 以上。氢气相对于人体，具有以下特点：

1. 来源

人体内自身没有可以产生氢气的氢化酶，没有产氢的细胞。但是，大肠中许多厌氧菌通过摄入食物中未消化完全的多糖等碳水化合物来获取能量，在氢化酶的作用下可产生大量氢气。正常情况下人体每天可以产生 12 L 氢气。

2. 去路

大肠中的细菌可以通过 3 种方式清除氢气。分别为：①降解氢气为硫化氢；②氢气转化为甲烷；③氢气生成硝酸盐，其中最重要的方式是转化为甲烷。部分未被清除的氢气可以扩散到血液中并进入血液循环，最后通过呼吸作用离开人体。

3. “两面性”

在氢气进入机体时，一方面，氢气的溶解度比较低，不能被机体大量吸收，这也是很长一段时间以来，人们一直没有重视氢在高等生物体内的作用的原因。另一方面，氢气，即“氢分子”，是自然界中体积最小的分子，没有极性，穿透性极强，可通过皮肤、黏膜弥散进入人体任何器官、组织、细胞及线粒体和细胞核。这就决定了氢气可在机体内呈广泛但微量分布。但另一种解释对于氢气的生物学效应的基础提供了强有力证据：氢气在水中的溶解度尽管非常低，但仍可以达到 0. 9 $mmol \cdot L^{-1}$，氢气在脂肪中的溶解度可以达到 2 $mmol \cdot L^{-1}$，这样的浓度范围在生物学体系中是常见的物质浓度，也是氢气具有生物学效应的浓度基础[1]。

4. 生物学特性

氢气本身不仅相对比较稳定，且对人体无毒性作用。这是经长期潜水医学研究观察人体利用高压氢未出现不良反应所证实的。氢气具有还原性，有中和、清除氧自由基的作用。相对于其他抗氧化剂，氢气用于机体具有以下

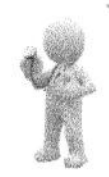

优势：①弱还原性：氢气的生物抗氧化作用有非常鲜明的优点。即在机体内的环境条件下，氢气的还原性比较弱，只与活性强和毒性强的活性氧反应（如羟自由基、亚硝酸阴离子），不与具有重要信号作用的活性氧反应，这是氢气选择性抗氧化的基础[2]。②简单结构性：由于氢气本身结构简单，因此与自由基反应的产物也简单。例如，与羟自由基反应生成水，多余的氢气可通过呼吸排出体外，不会有任何残留，这明显不同于其他抗氧化物质，如维生素 C 与自由基反应后生成对机体不利的代谢产物（氧化型维生素 C）[2]，这些产物仍需要机体继续代谢清除。③氢气制备不难，来源非昂贵；且相对稳定，对人体无毒性[2]。

三、人体摄入氢气的方式

上面讲到，人体自身没有产生氢气的酶，因此严格意义上讲氢气是外来的。然而消化道厌氧菌产生的氢气绝大部分都在原地分解掉了。即使微量进入机体的也会经呼吸道排出。但是，鉴于氢气的生物学特性（尤其是其的“选择性抗氧化”），经常在机体内保持其一定作用浓度，不仅对氧自由基升高的病理状态，而且对生理状态下的维护都具有显著的意义。这就涉及怎样将氢气“介入”人体的课题。

1. 吸入的给气方式

当氢气浓度低于 4% 时，氢气没有爆炸的危险。然而，有两个问题存在：其一，吸入的方式离开了特定的设备（如气罐等）无法进行，因此不利于个体在离开医院环境的情况下进行。但是，长期地保证氢气在机体微环境中的有效浓度才能更有效地实现其对机体的价值。其二，安全性始终需要保证，氢气的浓度需要进行及时的监控，并通过相应的仪器设备进行监测，烦琐复杂。

2. 注射氢气溶液

通过注射含氢气溶液可以精确地控制氢气的给药浓度。但正像上段所讲，在很多情况下，由于对氧自由基的清除需要长期持续的过程，因此，与吸入的方式一样，对于非住院人士来讲不便利。

3. 饮用富氢水

虽然呼吸氢气作用很迅速，但是正像上文所讲，作为疾病的预防和治疗手段，呼吸方式难以持续性地给药，且具有一定危险性。相比之下，饮用氢气水等溶液具有明显的优势，因为更便携、使用方便和安全性高。从本质上考虑，饮用富氢水和呼吸都可以实现氢气的摄取，研究也表明饮用富氢水疗效与吸氢气类似。电解水、高压氢溶解和金属镁棒产氢均可作为制备富氢水的手段[3]。需要注意的一点是，水中溶解的氢容易逸出，氢气可经过胃肠道时损失掉，这些因素在对给氢的疗效评估时应予以考虑。

四、富氢水的研究、应用进展

1. 富氢水研究的出现

氢气对于人体的治疗性生物学效应，在进入 20 世纪之前尽管有报道，甚至是登在顶级研究杂志（如《科学》）上，但并未引起足够的重视。进入 21 世纪，氢气的生物学效应开始陆续受到学术界的重视，特别是在日本。到 2007 年，日本医科大学老年病研究所太田成男教授研究组经过将近 4 年的潜心研究，证明呼吸少量氢气具有强大的选择性抗氧化作用。该研究发表于顶级医学杂志 *Nature Medicine*，证明动物呼吸 2% 的氢气可有效清除自由基，显著减少脑缺血再灌注损伤导致的脑梗死[4]。由于氢气给予途径的限制性等缺点，其他方式的可能性开始引起了人们的考虑。在 2009 年，来自中国的研究组在世界上首次采用注射含氢水的方法治疗脑损伤，证明通过注射含氢盐水可以治疗缺血损伤[5]。

2. 富氢水的研究现状

目前主流的认识是，富氢水对于健康的作用本质是含有氢气，而已如前述，氢气的生物学作用在于清除体内活性氧或自由基，氢气的优势是选择性抗氧化，就是仅清除有毒自由基，而对于人体所需要的良性自由基没有破坏作用。普遍的认识是水只作为氢气的载体，本身不发挥作用。

笔者认为，尽管从某种意义上来讲，富氢水与氢气是“一样”的；但针对富氢水的研究，仍需要指出：鉴于水对于生命活动的重要性，因此，富氢水中，氢分子与水极可能在机体微环境中发挥协调作用。因此，尽管迄今氢气的研究已涉及 10 余种与人体有关的疾病，但其中氢气的效应绝非百分之百等同于富氢水的效应。

3. 富氢水的生产、技术现状

日本是最早研究氢气医学的国家，在 2009 年，市场上出现第一款富氢水，到现在已经有多个品牌的多款产品，在大型超市、药品及美容品店和社区食品店出售，去年富氢水市场份额达到了 300 亿日元[6]。美国、澳洲及东南亚国家也都陆续出现了富氢水的市场销售。我国从 2013 年开始出现市售

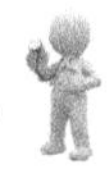

富氢水，这几年虽有发展，但与国外，特别是日本相比，在产业化规模及普及程度上差距仍很大。

富氢水的制备技术经过不断改进，目前已经发展到了第三代。第一代富氢水系采用金属镁制氢材料，优点是成本低廉，携带方便，缺点是产氢量低，长期饮用会造成过量镁元素摄入。第二代富氢水采用电解方法，优点是成本低，缺点是出于安全性考虑对于设备、电极材料和基水的要求非常高，因此不利于普及。第三代富氢水则采用非化学非电解纳米制备方法，优点是含氢量高，氢分子溶存稳定，保质期长，安全性高，缺点是技术门槛高，短期内难以普及。

五、富氢水与自闭症

尽管已有相当数量的成熟的研究报告指出，在自闭症谱系障碍中存在大量氧化还原反应失衡的证据。但迄今为止，也仅发现一个伊朗学者明确提出氢气在矫正自闭症上的（可能）作用。而且是以“致编辑的信”的形式发表的一篇前瞻性的小短文[7]。至于国内，用“自闭症”一词在做网络搜寻时，可见其出现在少数关于富氢水适应证的提法中，但没有详细的研究报告与治疗方案。

尽管如此，仍有比较坚实的研究证实氢气或富氢水存在对很多脑损伤的治疗作用机理。而后者正有可能是引起包括自闭症在内的神经发育障碍的物质基础。

新生儿和婴儿脑损伤是导致新生儿死亡，抑或产生神经损伤后遗症如自闭症、脑瘫和精神障碍等的重要因素。

1. 脑缺血缺氧

这是最常见的原因。脑缺血发生的概率为250/100 000。目前尚无特异性有效治疗手段。因此，寻找合理的治疗方法对提高新生儿生存率和减少神经功能后遗症十分重要[8]。

氧化损伤和炎症反应是新生儿脑缺血的主要病理基础，这些因素可引起神经元凋亡和坏死。给予氢气可减少新生儿脑缺血缺氧所致的氧化应激反应、细胞凋亡和最终的神经细胞丧失。进一步研究发现，注射氢气生理盐水能改善新生儿脑缺血缺氧5周后的行为学异常[5]。另一项动物实验报告也发现，氢气可减少猪新生儿脑缺血缺氧后大脑皮层、“海马”、基底神经节和小脑神经元丢失[9]。

2. 缺血再灌注

缺血缺氧后，由于治疗或机体启动一定程度的保护作用，出现“再灌注”现象。此时的病损主要就是氧自由基大量增加导致的损伤。研究发现，氢水对孕鼠子宫缺血再灌注诱导的7天胎龄胎儿脑海马损伤具有保护作用，经过治疗的胎儿出生后脑组织氧化损伤指标下降[10]。

3. 麻醉剂脑损

麻醉剂使用的对象既包括孕妇（如吸毒人员、被施以手术者）、亦包括幼儿（如被施以手术者）。麻醉药对幼年大脑可产生长期病理影响，例如，体外实验证实，七氟醚能诱导小鼠新生儿产生社会行为异常，出现自闭症的表现，但是针对这一问题并没有有效治疗方法。但最近研究发现，在使用七氟醚同时加上氢气能有效抑制七氟醚导致的大脑氧化应激、神经细胞凋亡和神经行为异常发生。更重要的是，这种效果可以持续到这些动物中雌性小鼠成年后的母性行为，说明氢气对麻醉毒性作用预防的显著性和持续性[11]。

4. 孕体炎症反应

胎儿炎症反应综合征能引起胎儿中枢神经炎症反应，是导致严重脑损伤的重要原因，最近动物实验的研究报道，孕鼠饮用氢水能减少因注射细菌内毒素所诱发的炎症导致的胎儿脑损伤。经检查，组织内炎症因子、氧化损伤和小胶质细胞（为中枢的炎症细胞）激活等异常改变都受到明显抑制。这些结果提示，氢水对围产期炎症反应是一种潜在的治疗工具[12]。

（宋冬梅　宋　为）

注　释

＊弗朗西斯·培根（Francis Bacon，1561—1626年）——英国著名的唯物主义哲学家和科学家。他在文艺复兴时期的巨人中被尊称为哲学史和科学史上划时代的人物。马克思称他是“英国唯物主义和整个现代实验科学的真正始祖”。是第一个提出“知识就是力量”的人。[13]

参考文献

［1］孙学军．氢分子生物学［M］．上海：第二军医大学出版社，2013．

［2］张威，蔡建美，康志敏，等．氢分子医学研究进展［J］．第二军医大学学报，2009，30（10）：1203－1205．

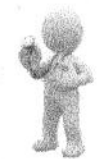

［3］孙学军．氢气在医学领域的研究进展［EB/OL］.（2013－08－26）［2018－10－15］. http：//blog. sciencenet. cn/home. php? mod = space&uid = 41174&do = blog&id = 719882.

［4］OHSAWA I，ISHIKAWA M，TAKAHASHI K，et al. Hydrogen acts as a therapeutic antioxidant by selectively reducing cytotoxic oxygen radicals［J］. Nature medicine，2007，13（6）：688－694.

［5］CAI J，KANG Z，LIU K，et al. Neuroprotective effects of hydrogen saline in neonatal hypoxia-ischemia rat model［J］. Brain research. 2009，1256：129－137.

［6］宁淳．富氢水国内国外市场分析与展望［EB/OL］.（2012－07－26）［2018－10－15］. http：//www. chinashpp. com/h2/1657. html.

［7］GHANIZADEH A. Hydrogen as a novel hypothesized emerging treatment for oxidative stress in autism［J］. European review for medical & pharmacological science，2012，16（9）：1313－1314.

［8］IKETANI M，OHSAWA I. Molecular hydrogen as a neuroprotective agent［J］. Current neuropharmacology，2017，15（2）：324－331.

［9］DOMOKI F，OLÁHO，ZIMMERMANN A，et al. Hydrogen is neuroprotective and preserves cerebrovascular reactivity in asphyxiated newborn pigs［J］. Pediatric research，2010，68（5）：387－392.

［10］MANO Y，KOTANI T，ITO M，et al. Maternal molecular hydrogen administration ameliorates rat fetal hippocampal damage caused by in utero ischemia-reperfusion［J］. Free radical biology and medicine，2014，69：324－330.

［11］YONAMINE R，SATOH Y，KODAMA M，et al. Coadministration of hydrogen gas as part of the carrier gas mixture suppresses neuronal apoptosis and subsequent behavioral deficits caused by neonatal exposure to sevoflurane in mice［J］. Anesthesiology，2013，118（1）：105－113.

［12］NAKANO T，KOTANI T，MANO Y，et al. Maternal molecular hydrogen administration on lipopolysaccharide-induced mouse fetal brain injury［J］. Journal of clinical biochemistry and nutrition，2015，57（3）：178－182.

［13］百度百科．弗朗西斯·培根［EB/OL］.［2018－10－15］. https：//baike. baidu. com/item/弗朗西斯·培根.

第九章 自闭症人士的伴护

倘使有两个病情相仿的人，一个得到温情的安慰，有关切他生死存亡的人照顾，一个是由职业的看护服侍：那么一定是后者不治而前者得救的。这人与人之间不由自主的交感作用；医生不愿意承认这一点，以为病人得救是由于服侍周到，由于严格听从医生的嘱咐；可是做母亲的都知道，持久的愿望的确有起死回生之力。

——奥诺雷·德·巴尔扎克*

把对自闭症人士的伴护列为一个单独的章节，是因为其具有必要性和特殊性。自闭症的发病过程相对漫长，主要表现指向所谓“心因性”。因此，任何矫正方案的制定，伴护皆为其重要的基本部分。

提到对所有不同年龄段的自闭症人士的辅助医护，在此并没有使用诸如“看护”“护理”甚至“监护”等常用的字眼。而是通篇要强调一个“伴”字。这是基于从“完整疗愈的完整观”的视角[1]，不把这些人士看成被动的纯粹施治对象。而是希望每一个人都积极参与进来，成为完整伴护体系的主动一员，从而经历一个美好的过程，采到“自愈”“愈他”之丰硕果实。而这也是世界范围内的一个大趋势。本文笔者之一长期从事神经科学的基础研究，以参加的“世界帕金森大会”为例，即生动体现了这一点。这样的会议一反过去只限于小范围内的专业人士参与的特点，囊括了包括医护、科研、病患、社会服务、志愿工作者等在内的多方面人士。会议上安排了许多不同范畴人员的交叉互动环节，使得会议开得非常的生动、活泼，甚至于激动人心。如在大会的开幕式上，不是像以往的类似会议是以大会组织者、业界权威人士、国际（和/或国家）政府主管官员等的发言为中心。而是作为主要环节，安排了患病人士讲述生动的故事，中间穿插了与该故事相关的家

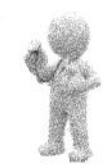

庭成员、医生、护士、社会工作者及志愿人员的互动发言，使得过程非常生动，高潮不断，包括笔者本人在内的与会者都受到了极大震撼。

怎样才能做到医者和收受者有效地互动呢？首先，要对自闭症有一个正确和全面的认识。像前面的章节所讲到的，自闭症群体存在许多“明确”和“非明确”的特点。明确者诸如其思维、行为确异于常人，但确又表现出很大的异质性，以及经历过程漫长等。非明确者则诸如不明了的病因、治疗的有效性存疑等。所以，鉴于其的复杂性，对自闭症人士（和孩童）的看护绝非可有可无。实施方案也绝非可不加思索，随性、匆忙拟就那样简单。那么，我们该如何做呢？

一、共性与个性

讲到自闭症患者的护理，首先需要厘清的一点是与大多数的疾患相比，其与前者的共性和自己的特殊性。这样才能有针对性地制订措施，收到好的效果。非像肿瘤和炎性等疾患一样，可有累及器官的直接临床表现和病理改变。自闭症涉及的是精神和神经的紊乱，而其直接原因有可能是由“中枢”和“外周”因素的共同作用导致的神经发育障碍及持续的加重。因此，这里从“中枢”和“外周”的角度来分析其与其他疾患的共性和其特殊（个）性。

（一）中枢因素的共性与个性的问题

中枢，是指机体的“司令部”——中枢神经系统。自闭症属于神经精神问题的范畴，是神经发育障碍性疾患。像许多这样的异常一样，其临床上多表现为心因性的问题。所谓“心魔还需心力驱”，能有效地建立起与这些人士心灵沟通的渠道应是重中之重。

自闭症儿童最突出的心智问题是缺乏沟通的欲望。这是其特殊性。常常表现为在 2 ~3 岁的时候还不能与别人进行语言交流，情况严重的甚至寡言少语。他们只生活在自己的世界里，外界的信号刺激很难让他们产生兴趣。怪异刻板的行为也是自闭症儿童的另一个重要特征。首先需要认识到，所谓“自闭”皆非“故意”，乃是神经系统的病态反映。神经系统需要接收外界信号，才能整合发送指令。因此，创造一个良好的伴护环境，相信对受损的中枢会有有效的诱导，起到一定的矫正作用。对于父母和陪伴人员，央视网的一篇博文提供了如下措施可供参考[2]，这里在引用此文的基础上延展了笔者自己的观点。

1. 创造欢愉的养育环境气氛

这里指的养育环境，主要是指家庭；但也包括一切婴幼儿所处的环境，诸如托育机构等。幼儿期的生活环境对性格的形成和发展至关重要。父母间的亲密、和谐会使孩子感到温馨和愉悦。相反，父母的不和与争吵，甚至于冷战都会使孩童在心理上产生压力、紧张和恐惧，久而久之会影响身心健康。而这些不光是对自闭症孩童，即使是任何非自闭症婴幼儿亦很重要。在这里特别提一下两个方面的问题：①围产期的问题：围产期可分为两个阶段，受孕和怀孕为前一个阶段，婴儿出生和哺乳期为后一个阶段，此期间夫妻的和谐尤为重要，是保证播下一粒健康的“种子”，即正常发育的精子、卵子，在适中的内分泌环境中结合；这粒“种子”在丰沃“土壤”中生根、发芽、成熟，即胎儿在适宜母体内环境中发育成长的重要保证。②夫妻冷战的问题：人们普遍地认为吃奶的孩子不知事，不会感知夫妻间的冷战。这其实是个误区。因为机体，特别是智力的发育不同于制造机器，是个全或无的过程。恰恰相反，外界的刺激会在体内逐步积累，从量变达到质变。夫妻间的冷战对下一代性格的影响不是在孩儿“懂事”之后，而是始于出生的婴儿，从其开始接受外界的刺激信号的那一刻起。

环境的建立固然重要，但另一绝不可缺的要素是父母和/或有关人员与孩童的主动互动，可以把这称为“初教”，因为其早于孩童进入社会的幼教体系。当然，这种初教会一直延续下去，逐渐形成了“特教”。自闭症的孩子往往会有严重的“自卑感”，觉得自己在很多方面不如同龄者。所以，家长和/或有关人员要帮助孩子建立自信品质。因此，一个表扬、鼓励对于一个自闭症儿童来说，意义非常大。成功体验对自闭症儿童并非一件很容易的事，因此，家长和/或有关人员要降低标准，为他创设成功的机会，努力去挖掘、放大他的优点。在这里也要特别强调一下两个方面的问题：首先，与自闭症孩童的互动是一个需要专注、耐心、恒持的过程。那些以工作忙为借口，对此懈怠的父母；那些没有真正爱心，对此缺乏用心体会，敷衍了事的有关人士的做法多是绝对不可取的。其次，关于帮助孩子建立自信品质的过程要注意点滴。生活是由许多不起眼的小事组成的。因此，要注意发掘孩童生活中的亮点。这样才能保证对孩童的“幸福感”刺激源源不断而来。这里提到的“有关人员”包括两个方面，一是除父母以外，与孩童接触的家庭（族）成员，如隔辈老人、父母同辈亲属、哥姐等；二是与孩童密切接

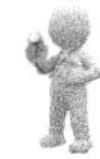

触的非家庭（族）人员，如保姆、幼教或参与自闭症矫正的有关人员等。

对于托育机构来讲，社会上屡有非正规操作的事例发生。引起包括家长及社会舆论的担忧。有鉴于此，相关人员的准入要严格把关。要不厌其烦地强调爱心教育及严格的相应培训。各级主管人员的监督制度极为重要。要让整个社会都真正明白，这个环境是孩童接触、认识社会的重要起点。

2. 培养广泛的兴趣

环境的设置、互动渠道的建立之后，另一个重要方面就是向孩童展现周围社会的“诱惑”。对此，父母和/或有关人员应注意引导孩子发展多种多样的兴趣，如听故事、做游戏、画画、唱歌跳舞等，通过此可努力将周围社会的美好变成对孩童的吸引。父母尽量参与其中，变成与孩童一样的游戏、歌唱与跳舞中的一员。这不仅可以开发孩子的心智，加强父母与孩子间的感情交流。还能努力消除孩童自己“异”于周围社会的感觉。

3. 让孩子多结交小朋友

对于孩童来说，交朋友是周围社会的另一个“诱惑”，即把故事、图画等二维平面中的“同类”物体——人，变成有血有肉的三维“活物”。对儿童来说，交朋友是一件快活自在的事，能联络感情、增长见识、提高应变和活动能力。另外，儿童有相同的思维和爱好，他们之间有一种天然的吸引力，在群体中相处，有助于身心健康，避免性格孤僻。自闭症的孩童不可能像正常孩童一样无障碍地交友。因此，就要有针对性地多为他们创造这样的机会，有意识地去诱导。

4. 喂养小动物

根据美国一项最新的研究[3]，让伴护的自闭症儿童喂养小动物似乎可更有利于改善症状，促进他们的交流。在该项研究中，自闭症儿童和豚鼠一起玩，此时相比玩玩具的时候，自闭症儿童表现的更容易与同龄人及成年人交流。这里对自闭症患儿存在几个显著意义，其一，小动物（部分）取代人作为交流“媒介”，比起同类（指人）给其的心理压力要小很多。其二，小动物取代玩具作为交流“媒介”，更有声有色，有血有肉。动物的存在增加了孩子们出现微笑、开怀大笑的次数，并有效减少了他们哭喊、皱眉和抱怨的行为[3]。其三，有宠物的孩子，增强了其的周围意识。例如，会和父母或其他孩子分享自己的食物和玩具；而且在别人伤心时也会根据自己与小动物相处时的体验（和/或习惯），主动（和/或潜意识）地提供安慰。这些都有助于提高他们的自信心和使他们拥有同情心。故研究人员认为，在孩子们进行游戏时或者在家庭活动时加入一只小动物，可能是一种鼓励儿童社会化的有效方式[3]。在此需要注意的一点是，如果一个自闭症患儿从出生就有机会一直接触宠物，可能改善效果并不显著。而等孩童长大一些再与宠物相处可能会带来不同的感觉，他们会觉得很新奇，同时增强他们的交流能力。

利用与小动物的接触来改变心情，减轻精神和心理上存在的病症，这就是始于20世纪70年代的、国际流行的“伴侣动物疗法”[4]。人与小动物之间的密切接触，不会出现与人交往中极易存在的极端情绪变化；相反，借助动物与人之间个人性的亲密互动关系，造成对人身心的平抚效应，使神经、精神乃至一些器官性病变都能得以一定程度的改善。迄今已有许多的例证证实这种疗愈性尝试颇为有效。例如，养猫、狗似可改善患儿自闭症症状；脑瘫孩子在海豚的陪伴及刺激下，对于感官刺激的注意力增加；而骑马凭借对患者的有关部位的按摩刺激，竟对脑性麻痹及先天性肌肉萎缩的病患有好的康复效果等不一而举。

在人的成长发育过程中，婴儿期不能完全具备社会化的意识，相较于成人与动物的原始本质更近似。而在逐渐获取社会化意识过程中所展现的各个方面，婴幼儿与动物的相似性要多于成人。他们共同原始的本能与非语言的理解能力，使他们更能互动，理解与沟通。所以伴侣动物疗法成为精神科临床的另类医疗[4]。

5. 增加新鲜刺激

声音和色彩的刺激是儿童认识外周世界由简入繁的必要步骤。每一种声音和色彩对儿童都是一种诱惑，他们的感官和眼睛需要新鲜东西的刺激。因此，应经常带孩子外出，让他们融入大自然，开阔胸襟。用心体会大自然的美，而非长期处于一种熟知的局限旧环境之中。

6. 音乐治疗

古人已有将音乐当作医病手段的想法和尝试。但真正形成完整理论和方法学则是近代的事。现代“音乐治疗”是进入20世纪才出现的新型边缘学科。把它列入本章是因为其具体的实施者可以伴护人员（包括家长）为主体。

（1）音乐治疗的定义

音乐治疗是指运用音乐特有的生理、心理效应，使求治者在音乐治疗师的共同参与下，通过各种专门设计的音乐行为，经历音乐体验，达到消除心

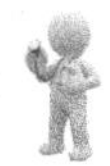

理障碍、修复或增进身心健康的目的[5]。

（2）音乐治疗与自闭症

1）音乐治疗的社会人文学意义

音乐治疗可以培养患儿与人交往的能力，有利于改善自闭症患儿的社会交往障碍[6]。当自闭症患儿拒绝与人交往时，为他提供音乐聆听，吉他即兴伴奏或随音乐与治疗师身体的接触（手拉手跳舞，手拉手演奏乐器）等听觉刺激或触觉刺激，可以使患儿产生对声音或其他人的意识[7]。音乐作为一种非言语交流的工具用于治疗中可以鼓励和支持患儿自发地融入交流。音乐刺激对患儿来说是一种无威胁性的人际信息[8]。

2）音乐治疗的神经生物学意义

自闭症患者由于神经发育障碍，导致大脑的神经突触连接出现两种异常，连接的缺陷（不足）和异常连通性。从而导致大脑的多个功能区块之间无法完成互相联系和信息交流，患者表现出工作记忆能力、社会认知能力、问题整合解决能力和语言运用能力的降低[9]。另外，由于小脑、脑干、丘脑功能的异常，造成了自闭症患者运动协调、运动学习能力下降、感觉障碍，还可能伴随癫痫、睡眠障碍、胃肠道紊乱等[10]。边缘系统、“杏仁核”、“海马”的异常与患者空间概念记忆、产生语言的欲望、情绪情感相关[10]。而音乐能够影响和改变脑区额叶、顶叶、颞叶、枕叶的多个感觉、运动整合区域的活动，促进听觉、视觉、躯体感觉和运动觉等不同的感觉输入整合成为综合的感觉印象[11]。因此，音乐作为非介入性的疗愈手段，有可能会是自闭症患儿最能接受的方式之一。

3）音乐治疗的个性化特点

实际上，每一自闭症孩子都具有不同的特质。即使具有相同诊断结果的孩子在个性、生活经历、症状轻重程度、伴随症状、认知水平、语言功能、对音乐的接受度上也会各不相同[9]。而音乐疗法的优点在于，治疗方法是可以根据患儿的具体情况而设计的。因为浩瀚的曲种、曲谱及单曲的海洋；灵活多变的设计、奇妙的人类灵感等，皆为此提供了无限的空间。所以患儿可以在为他设计的音乐中获得安全和自由。

音乐治疗对自闭症患儿的语言训练有其独到之处，同时，音乐治疗对自闭症患儿自我控制能力的培养及自闭症行为的干预有积极的作用。通过音乐治疗自闭症的尝试，充分证实了音乐治疗在这一领域的明显作用和不可取代的优势[5]。

(3) 音乐治疗与自闭症核心症状的改善

自闭症患儿皆有程度不同的社会、语言交流障碍；情绪的异常和注意力的不集中等核心症状。而音乐治疗对此皆有可能有所改善。

1) 社会交流障碍的改善

人类对于音乐有潜意识的感受。在这点上，要比语言的交流容易。在音乐的背景下，自闭症患儿的共同参与、眼神接触和交流分享等要比语言的训练更易执行。可能比通过口语表达交流的效果更好[12]。有测验结果显示，即兴音乐治疗在提高自闭症儿童共同注意和非言语社会交际技巧方面比游戏治疗更有效。例如，自闭症患者能够随音乐节奏与治疗师产生互动，如击掌、微笑等。音乐治疗与玩具的游戏活动相比，可以使孩子产生更多、更长时间的“快乐”“情感同步”和“开始参与”的行为[13]。因此，音乐疗法在改善自闭症患者与人交流、互动的能力上确有可能占优。

2) 语言障碍的矫正

就个体发育而言，在语言发生、发展之前，人天生就具有运用声色、音调、节奏等方式交流的能力[10]。例如，婴儿即对有声调的玩具（如带哭、笑声的布娃娃）有特殊的敏感性，能很快识别其的声音。因此，音乐可以作为前语言交流的媒介，来促进自闭症儿童语言交流的发生和发展[14]。研究观察证实，自闭症患者在处理语言交流任务时表现出大脑活动性显著地降低（尤其是额叶等功能区）[15]。而在接受歌曲刺激时，额叶脑回的激活程度较言语刺激时增加[16]。在音乐疗法中，歌唱训练是一个很重要的环节。歌唱和说话拥有的是同一解剖、生理结构。所以，歌唱发声应可促进言语能力的发展和提高。随呼吸进出的气流是使声带震动发出声音的关键。对呼吸的控制是歌唱发声最基础的部分，腔体的共鸣是控制发声的关键。在逐渐学习的过程中，可以把歌唱式的方法加以转变，变为口语式的沟通[7,17]。

3) 情绪异常的调整

在与外界的沟通上，自闭症患者存在内外两难。其一，内在的很难去表达自己的想法、感受或意图。其二，外在也难以理解周遭人的想法。因此，这种“阻断”会使患者感到疑惑、沮丧、紧张或者加之被环境过度刺激，从而有可能引起情绪上的爆发[18]。音乐治疗能够减轻焦虑、调节沮丧情绪。在音乐环境下，自闭症患者多呈现愉快情绪[14]。音乐能够缓解焦虑和抑郁的症状。而这些皆有神经生物学依据，梅农（Menon）等的[19]研究表明，当受试者置身快乐的音乐中，能够调节边缘结构网络的活动，包括多巴胺伏

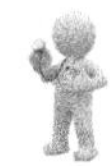

隔核、腹侧被盖区、下丘脑和岛叶。该网络在机体受到情感刺激时，能够参与调节自主神经和生理性反应。

音乐是人类情绪（愉悦、亢奋、愤懑、悲怆）的语言。节律和节奏皆可对情绪有影响。由于在音乐治疗中“听音乐”是一个促发自闭症患者互动的过程，故患者可能会表现出音乐节律、节奏的不适应，甚至出现不良情绪。伯杰（Berger）[20]研究不同的韵律、节奏对自闭症患者不良情绪、重复刻板行为的影响，发现采用高度结构化的慢节奏可以减少自闭症患者的焦虑、紧张、重复刻板行为，并促进其运动表现、目光接触、注意力、适应能力的发展。

4）注意力分散的反制

在和周围的人和事的接触过程中，自闭症患者几乎都会有注意力不集中的表现。自闭症患者对人脸的注意力分配及识别有困难[21]。音乐能激活多巴胺神经元，而多巴胺的激活与学习、记忆有着强烈的联系，故能促进与学习任务相关的大脑区域的神经重塑适应（neuroplasticity）[22]。

（4）音乐治疗的种类和方式[6]

音乐治疗的实施方式可根据施者与受者的互动方式等，分为以下几种：①接受式（听赏式）音乐治疗：听赏乐曲、歌曲；听赏自然或物理音响。可将此列为音乐疗法的初始。②主动式（参与式）音乐治疗：在治疗师指导下用乐器弹奏乐曲（独奏或合奏）或唱歌（独唱或合唱）。此为音乐疗法的进阶及高级阶段。③接受式与主动式结合的音乐治疗：这样的效果会更好。④混合式音乐治疗：是指音乐疗法为主，辅以运动治疗、感觉疗法、按摩、气功，甚或电疗等。

（5）音乐与自然万物的关系

音乐是自然万物与人类心灵的共鸣。其既可以模仿和乐化大自然万物的声音，如潺潺流水、飞瀑、海浪拍岸、风扫（拂）物体、巨浪咆哮、雷鸣电闪、动物嘶鸣等；亦可反映出人类情绪的变化，如愉悦、欢快、兴奋、狂喜、静如止水、愤懑、沮丧、悲伤乃至醉酒等状态。因此，培植音乐修养是增智最直接有效的方法之一。古往今来，音乐教育从来都是东、西方各国教育体系中的基本组分。

（6）中国特色音乐疗法[6]

作为东方音乐的鼻祖之一，中国音乐无论乐器，还是乐法、乐曲，皆不输西方的音乐体系。这里可以举出无数生动的范例来。例如，古筝弹奏的乐曲既可映出气势恢宏的丈瀑飞天而下；又可显现柔美、淡雅的小桥流水。二胡独奏名曲既有兴奋、快节奏的《赛马》；又有忧郁、慢节奏的《二泉映月》，等等，不一一列举。

至圣先师孔子，在2500多年前即立下了“中庸之道”。中庸不是“和稀泥”、折中主义。“中庸”即中和，意指两方面有不同的意见，应该使它能够中和，保留其对的一面，舍弃其不对的一面。体现出一种“以柔克刚”的和合之美。也即走在正确道路上的“和谐”。我国民族音乐的主调即“中和之美”。音乐中反映出的感觉是以和谐、自然，讲求清新、淡雅为主，而非追求强烈、厚重、震撼、偏颇等刺激感。在此审美观指导下产生的音乐非常适用于治疗，因为它能平衡人们的身心，协调人与自然的关系。

早于先秦的《黄帝内经》，即把五音引入了医病。《素问·阴阳应象大论》《素问·金匮真言论》更是把五音阶中宫、商、角、徵、羽与人的五脏（脾、肺、肝、心、肾）和五志（思、忧、怒、喜、恐）等多方面内容运用阴阳五行学说相应地、有机地联系在了一起。这是最早的用基本音素标定情绪的记载。可以说在中医学整体观念的内涵上构建了声学与医学相关理论的框架，奠定了祖国中医音乐治疗学的理论基础。

我们的祖先擅于应用音乐保护、调整身心健康，早在1500多年前就有采用主动式音乐治疗的记载，如宋代名家欧阳修通过学琴，治疗好了他的抑郁症和手指运动功能障碍。可以说我们民族的传统哲学思想体系、丰富的医学实践为带有民族特色的音乐治疗自闭症预留了广阔的空间。

（二）中枢因素的“误区”

正因为中枢因素在自闭症中的吃重，因此，对中枢因素的非正确认识，会产生两个极端的观点。而这对于自闭症的伴护是极为不利的。

1. 单纯唯物的观点

不少自闭症孩童的家长认为自闭症是天生的，“毛病”在中枢。而一旦“落下病根”，也就只能是这样了，听天由命。后天的努力也只能是杯水车薪，无济于事。正因为如此思维的指导，自闭症的伴护就会大打折扣，变成了一种仅仅是维持生活状态的看护，而非指向“矫正”并以“治愈”为目的的伴护。

2. 单纯唯心的观点

还有相当数量的家长错误地过于乐观，认为孩子只需开导就可矫正。因

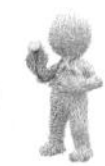

此，在进行康复训练中，轻视其他的包括营养、药物等的辅助矫正措施。其实这也是非常错误的做法。在此思想的指导下，伴护计划会变得明显的失衡。忽略了孩童机体基本状况的调整，而一味地过重强调“心疗”，只能是沙地建塔，事倍功半。因此，一个综合的矫正方案的实施，才会使自闭症的治疗效果更加明显。

所以，综上所述，包括家长在内的我们，既不能盲目乐观，也不要丧失信心和希望。冷静、科学的制定方案来好好的伴护自闭症孩子。记住，孩子的健康需要包括父母的我们去努力争取，自闭症孩子需要更多的爱。

（三）外周因素的共性与个性问题

自闭症非仅为中枢的单一表现那么简单，其会牵涉到诸如免疫、消化、生物钟的节奏等身体其他系统部分。论及自闭症中的外周因素，消化系统的角色最为吃重。这在前面的章节里已有详细的论述。这里重点谈一下伴护计划中如何面对消化系统的问题。

1. 饮食调配

自闭症患者吃什么？怎样吃？这是伴护计划中的一个重要的内容。因为通过食物的摄取，一方面可以汲取神经发育需要的重要物质。另一方面可以减少毒素的吸收、增加有害代谢产物的移除。

（1）绿叶菜、粗粮

胃肠道功能紊乱，导致毒素吸收入血，是影响神经发育的重要因素。什么样的饮食才是最为合理的呢？多食绿叶菜和粗粮无疑是减少毒素的最直接办法。因为与肉食类相比，它们本身就不具备大量毒素。此外，却还含有大量的膳食纤维，故可帮助机体排毒。特别是它们大多是碱性食物，可有效中和膳食中摄入的糖、肉、蛋及代谢中产生的过多酸性物，可清除血中的毒素。常见的绿叶菜有青菜、油菜、菠菜、芥蓝、大白菜等。常见的粗粮有红薯、土豆、玉米、荞麦等。

（2）麸质和乳产品

注意麸质过敏者，粗粮中应严禁麦类，但可食用红薯、土豆、玉米、豆类、米类等富含淀粉类的食物；乳产品（中酪蛋白等）过敏者应考虑替代喂养方式及食品，如母乳喂养（通常建议一般婴儿母乳喂养最好超过 6 个月）、水解配方奶等。

根据水解程度的不同，可以分为适度水解配方奶粉和深度水解配方奶粉。根据蛋白来源不同，又可以分为乳清蛋白水解配方和酪蛋白水解配方。经过蛋白酶水解工艺的处理，把牛奶蛋白大分子变成为较小的片断，大大减少牛奶蛋白的过敏成分，便于消化吸收。但是，不是所有的水解蛋白配方对过敏性疾病具有同等的预防疗效。而这是需要辅以密切的医学、临床研究的。

（3）蛋白及脂肪

这是神经发育过程中必需的养分。这里需要提醒的不是要不要的问题。而是与其他成分合理搭配、比例适中的问题。

2. 肠道功能的调节

这里主要强调的是针对肠道菌群失调所导致的消化功能紊乱，包括消化吸收障碍和肠蠕动紊乱所致的腹泻或粪便淤结等。在多摄入富含膳食纤维的食物、多饮水的基础上，可遵医嘱或按专业营养从业人员的指导，服用益生菌和/或益生菌制剂。相关机制及具体使用原理和方法，已在第一章、第七章中分别详细述及，此处不再赘述。

3. 睡眠障碍的护理

初步的研究已经提示，自闭症的个体确有生物钟紊乱的表现存在，这在“生物钟”一节中已有详述。研究数据表明，53%～78%的自闭症儿童确有不同程度的睡眠障碍。

（1）具体表现

孩童半夜哭闹、浅眠易醒、辗转反侧等，无法进入深度睡眠。对此父母通常会忽略，以为是正常现象。医生也会不够重视，只安慰父母说长大后情况自然会好。但鉴于其是源于中枢病理基础（神经发育不健全导致的生物钟不协调等）的体现，因此，需加以纠正。否则，会持续加重。

（2）伴护注意要点

对于自闭症的睡眠障碍，应需注意以下几点。①注意寻找引起和/或加重的源头问题。例如，是否存在消化功能紊乱、免疫系统失调等问题，从而加以解决。②除非有严重症状，否则避免使用影响中枢的药物。不得已用药要严格遵医嘱。③尽量避免介入性检查和矫正手段，因为其可加重患者的精神症状，如对周围世界恐惧的加深等。因此，“自然医学”的“生物能共振疗法”可作为试用首选。

（3）德国生物能共振疗法

宇宙其实是一个无限的物理场，万物包括人类都处在一个广阔无限的振

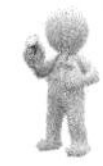

动频谱中。由于不同物体包括每个器官甚或每个细胞皆有自己的组成特质，因此有其自有的特殊振动频谱。当病变发生时，正常频谱就会改变。德国生物能共振仪器所收波谱即显示异常频率。并通过仪器自身的频谱发射，将异常频率矫正过来。借助这种对病理性频谱信息的清除，启动体内自愈的机制。

二、成人自闭症的伴护

尽管自闭症的发病群体多以孩童为主，但其不是小孩子的“专利”。因为现实中确有相当数量的成年人也有自闭症的表现。了解病史可以发现，成人自闭症可以是儿童自闭症的延续；亦可为儿童期无明显临床表现，却在走向成人时，其表现异于常人。

（一）成人自闭症的表现

相对于儿童自闭症，成人自闭症具有一些不同的特点。主要是因为成人具有了更多和复杂的自主意识，通常多体现在下列几点：

①主观意识：无拓展兴趣的欲望，对环境的变化持强烈的抵抗情绪，要求维持熟知的老旧环境。

②客观表现：有明显的社会交流障碍。表现为缺乏与他人的交流互动；不具备常人所有的与人交流的基本技巧。与家庭成员，如父母亲、兄弟姐妹等之间缺乏亲切关系等。

③语言问题：语言交流障碍、语言发育落后，或者在正常语言发育后出现语言倒退，或语言缺乏交流性质。

④行为学表现：重复刻板行为是成人自闭症常见的表现。其他常见行为可能会包括多动、注意力分散、发脾气、攻击、自伤等。这类行为也可能与父母教育中较多使用打骂或惩罚有一定关系。

⑤智力异常：有统计表明，70% 左右的自闭症患者智力落后，但这些患者可能在某些方面具有较强能力，20% 智力在正常范围，约 10% 智力超常，多数患者记忆力较好，尤其是在机械记忆方面。

⑥感觉异常：表现为痛觉迟钝、对某些声音或图像特别地恐惧或喜好等。

⑦孤索离群，比较不会建立正常的人际关系。

上述这些表现如果不及时引起重视，加以实施矫正的话，特别是加之外界环境持续存在对病情不利的因素，如周围人的歧视等，这种异常会随着时间的推移而加重，甚或影响终生。因此，伴护措施尤显重要。

（二）成人自闭症的伴护要点

这里主要论及的是有较轻微的三合一障碍的人。三合一是指同时具有社会交流障碍、语言交流障碍及重复刻板行为（详见第二章）。自闭症成人最大的特点是有很强的“自主意识”。因此，关于其的伴护要充分考虑到此点。这些人基本上能够独立生活，但不具备足够的自我照顾、持家和其他立足社会的实用技能（巧），并可能有困难组织家庭。

1. 主观引导

作为与自闭症人士相处的伴护人员等，主观上的引导颇为重要。其中包括言传身教地做到如下几点：

①使他们正确对待身处的学习和工作环境，养成遇事不急躁的性格。真正有教养的性格是，无论自己何时何地心情如何，都不会强加于人。

②向他们尽力展现周围世界的美好一面，以拓宽情趣范围，培养新的乐趣转移点。学会做一个细心的“录美者”，发现美的瞬间，将日常生活中美好的事记录下来，与人分享。

③融入周围人的生活圈，培养交友的乐趣，增强信心。

2. 生活起居

我国自古即有“早起开门七件事，柴米油盐酱醋茶”的说法。柴米油盐酱醋茶，是老百姓家庭中的必需品。是老百姓日常生活所必需的七样东西，更是平民百姓每天为生活而奔波的七件事，俗称“开门七件事”[23]。延展至今日社会，虽然具体内容有所变化，如在发达地区，“柴”已被现代能源所取代，但此以作为寓意句，泛指老百姓家庭中的必需品，以及与人民有切身利益有关的“事情”。其寓意既指生存要素之繁杂琐细，又示当家者的辛勤劳碌。为了生活，心智健全者尚且如此，何况自闭症人士？因此，伴护人员应比常人更加辛苦。在照顾他们日常起居的同时，也要由浅入深地传授生活技巧，让他们了解生活的细节，体会到其中的奥妙，甚或秘密。

另外，像国内外逐渐兴起的养老看护中心一样，为能力较高的自闭症患者所建的日托或寄宿的服务机构也从无到有，渐渐多了起来，形成了一个趋势。这是源于如下的考虑：在自闭症人士原有的比较不利于恢复的老旧环境中生活，他们想去过一种比较积极的生活的可能性就会越来越小。

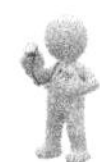

3. 工作就业

自闭症成人的工作安排具有其特殊性。

（1）“走出去”的必要

对于能力高的人士，适当的就业机会，无论是面向所有人的社会开放性的，还是为此类人士专门设立的受保护的，只要能利用他们的特殊技能，并为他们所喜欢，便是最大限度地提高其自尊心、最低限度地降低其失调行为的最佳途径[10]。而成人自闭症一个最突出的社会现象就是“窝在家中”。不仅对患者本人的状况无法改善，还徒增父母的忧心和负担。毋庸置疑，让他们“走出去”的最有效措施就是就业。

（2）双向的“阻力”

首先的阻力可能会来自雇主。自闭症患者缺少灵活性，这意味着他们可能不适合那种指令复杂、方法常常变更的工作。因此会使雇主“失望”。长时间下去，有公益心、爱心的雇主也可能会失去耐心。

其次的阻力来自患者自己。如由于有可能对噪声及很亮的灯光过敏，因而不能忍受工作场所的这种条件。要是人们不耐烦或者发火，或者有人大声喊叫，他们往往会心烦意乱[24]。

甚至因为他们的行为太刻板重复，难以适应有报酬的工作的要求，也就无法应付开放性就业。他们需要那种适合自身条件的保护性职业[24]。而这就增加了社会的成本。

（3）如何解决上述面临的有关就业的问题？

①须知成功是很重要的心理矫正之法。因此，有同情心、有见识的雇主，以及宽容的工作伙伴是其中最为根本的。

②了解特殊性、善于因势利导：适合开放性就业的人士，通常工作努力且认真。对所从事工作，甚至会比常人更加细致精确地加以应用研究。但由于追求精确完美，可能会大大降低工作速度，而使人无法接受。另外，通常他们很诚实，不会用心计。一旦他们的残疾为同事所了解和接受，往往会受到同事的欢迎。所以，雇主和工作伙伴要多了解这些特殊障碍的性质，才可因势利导，扬长避短。

③专门就业机构：随着社会的发展，在有条件的地方，可为需要保护性职业的人士建立专门的就业机构。有针对性地保护他们、发挥他们的长处。这就是最好的矫正措施。

4. 婚配

考虑到社会交往方面的严重障碍，自闭症人士婚配的可能性不大。因为存在两方面的问题。其一，婚姻需要配偶能体会对方的感情并有更多情感方面的投入，而这是自闭症患者所不能给予的。其二，自闭症患者会（在家里）坚持一种刻板不变的生活常规，无论出现什么情况都不能改变，而这也是无法让配偶适应，甚至容忍的。

然而，这里提到的婚姻问题可指两方面的人士。一为三合一症状轻微的，如亚斯伯格症患者，是有步入婚姻殿堂的可能的。二为已经婚配的人士，出现了自闭症的表现。其实这里主要考验的是配偶中健康的一方的“耐心”。而失去耐心的原因主要还是对于长期缺乏情感交流的沮丧。

（宋　为　战英杰　宋　耕　宋冬梅）

注　释

*奥诺雷·德·巴尔扎克（1799 年 5 月 20 日至 1850 年 8 月 18 日），法国小说家，被称为“现代法国小说之父”，生于法国中部图尔城一个中产者家庭，1816 年入法律学校学习。毕业后不顾父母反对，毅然走上文学创作道路。他要使自己成为文学事业上的拿破仑，在 19 世纪 30—40 年代以惊人的毅力创作了大量作品，一生创作甚丰，写出了 91 部小说，塑造了两千四百七十二个栩栩如生的人物形象，合称《人间喜剧》。《人间喜剧》被誉为“资本主义社会的百科全书”。但他由于早期的债务和写作的艰辛，终因劳累过度于 1850 年 8 月 18 日与世长辞。[25]

参考文献

[1] 宋耕．生命完整疗愈［M］．南京：中南大学出版社，2016.

[2] 儿童自闭症的护理［EB/OL］．(2012 - 07 - 26)［2018 - 10 - 15］．http：//igongyi. cntv. cn/special/ygxd/20120726/114326. shtml.

[3] 雨潇．自闭症儿童喂养小动物或可以提高交流能力［EB/OL］．(2014 - 02 - 12)［2018 - 10 - 15］．http：//www. cautism. com/2014/2-12/1392193473. html.

[4] 伴侣动物疗法［EB/OL］．［2018 - 10 - 15］．https：//baike. baidu. com/item.

[5] 张鸿懿．音乐治疗学基础：第1版［M］．北京：中国电子音像出版社出版，2000.

[6] 余瑾，谢芹．音乐治疗及其在精神心理康复中的应用［J］．中国康复医学杂志，2006，21 (5)：461 - 463.

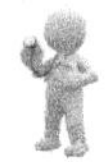

[7] THAUT M H. A music therapy treatment model for autistic children [J]. Music therapy perspectives. 1984, 1 (4): 7 - 13.

[8] TREVATBEN C, ROBARTS J, PAPOUDI D, et al. Child with autism [M]. London: Jessica kingsley publishers, 1996: 134 - 160.

[9] 李想，杜明君，何益群．孤独症患者脑功能影像学研究进展 [J]. 中国临床医学影像杂志，2015，26 (3): 206 - 208.

[10] 陆悦美，陈灵君，王萌，等．音乐治疗在自闭症干预的研究进展 [J]. 中国康复医学杂志，2016，31 (12): 1416 - 1419.

[11] ALTENMÜLLER E, SCHLAUG G. Apollo's gift: new aspects of neurologic music therapy [J]. Progress in brain research, 2015, 217: 237 - 252.

[12] THOMPSON G A, MCFERRAN K S, Gold C. Family-centred music therapy to promote social engagement in young children with severe autism spectrum disorder: a randomized controlled study [J]. Child: care, health and development, 2014, 40 (6): 840 - 852.

[13] KIM J, WIGRAM T, GOLD C. Emotional, motivational and interpersonal responsiveness of children with autism in improvisational music therapy [J]. Autism, 2009, 13 (4): 389 - 409.

[14] 杨伶兰，继军．自闭症儿童音乐治疗的研究进展 [J]. 广西教育学院学报，2010，106: 162 - 165.

[15] WATANABE T, YAHATA N, ABE O, et al. Diminished medial prefrontal activity behind autistic social judgments of incongruent information [J]. PLoS One, 2012, 7 (6) e39561.

[16] LAI G, PANTAZATOS S P, SCHNEIDER H, et al. Neural systems for speech and song in autism [J]. Brain, 2012, 135 (3): 961 - 975.

[17] 董洪华．浅论音乐治疗对自闭症儿童语言能力的影响 [J]. 南京特教学院学报，2013，2: 60 - 62.

[18] BEN J, DIANE K. Conditions in occupational therapy [M]. 4th ed. Sydney: Lippincott Williams & Wilkins, 2011.

[19] MENON V, LEVITIN D J. The rewards of music listening: response and physiological connectivity of the mesolimbic system [J]. Neuroimage, 2005, 28 (1): 175 - 184.

[20] BERGER D S. Pilot study investigating the efficacy of tempo-specific rhythm interventions in music-based treatment addressing hyper-arousal, anxiety, system pacing, and redirection of fight-or-flight fear behaviors in children with autism spectrum disorder (ASD) [J]. Journal of biomusical engineering, 2012, 2: 1 - 15.

[21] MOORE D J. Attentional allocation of autism spectrum disorder individuals: searching for

a Face-in-the-Crowd [J]. Autism the international journal of research & practice, 2016, 20 (2): 163 - 71.

[22] KEITZ M, MARTIN-SOELCH C, LEENDERS K L. Reward processing in the brain: a prerequisite for movement preparation? [J]. Neural Plasticity, 2003, 10(1 - 2):121 - 128.

[23] 百度百科. 柴米油盐酱醋茶 [EB/OL]. [2018 - 10 - 15]. https://baike.baidu.com/item/柴米油盐酱醋茶.

[24] 成人自闭症患者的生活 [EB/OL]. (2011 - 09 - 21)[2018 - 10 - 15]. http://www.xinli110.com/zibi/xlzl/201109/254880.html.

[25] 百度百科. 奥诺雷·德·巴尔扎克 [EB/OL]. [2018 - 10 - 15]. https://baike.baidu.com/item/奥诺雷·德·巴尔扎克.

第十章　一些相关问题的讨论

不管过去还是现在，科学都是对一切可能的事物的观察。所谓先见之明，是对即将出现的事物的认识，而这认识要有一个过程。

——达·芬奇*

前面的章节已对自闭症相关的多个方面做了较系统的阐述。而作为本书的尾章，在此针对某些问题，以问答的方式加以探讨。那么为何要单放于此呢？一是因为这些问题读者可能目前经常会遇到，但似乎又不能完全自然地纳入前面章节的主轴内容来加以解释，而且可能也不如前面章节所讨论的内容重要；二是有些问题正是由前面章节的讨论派生出来的，所以顺理成章地列于其后。

问题一：为什么自闭症的儿童会被称为“来自星星的你”？

答：当我们在天气晴朗的夜晚面对繁星浩海（图 10-1），或在天文馆中

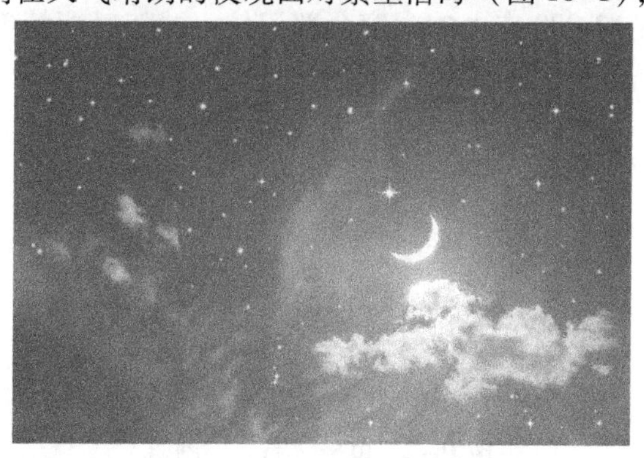

图 10-1　浩瀚、莫测的星空

图片引自：China Webmaster/站长素材。

仰头观望模拟的天体时，一种对宇宙深奥莫测、高冷的感觉会油然而生。茫茫宇宙，无边星海，我们的未知无穷无尽。自闭症的患儿缺乏对周围环境的回应。他们活在自己的世界里，可能就会在某种程度上给人一种捉摸不透的“冷”感。很像是科幻作品中所描述的来自太空的“外星人”。这样一群来自星星的孩子，像星星般纯净，却也像星星般冷漠。

问题二：为什么有些自闭症儿童会在某些方面表现出超常智力?

答：前面的章节已经提及，有一定比例的自闭症患儿（尽管很少）会在某些方面表现出超常智力，如超过常人的记忆、计算能力等。倘若与上一个问题连在一起看，就会更加深人们对他（她）们是“来自星星的”感觉了。这种现象在西方已被研究、描述，称之为学者综合征（Savant syndrome）。特指具有某些方面严重缺陷（包括自闭症）的人群具有某些超常的天赋，而且这些天赋往往集中在少数几个方面，如数学、音乐、绘画、记忆等[1]。

那么，为什么会有这样的现象出现呢？原因尽管还不是十分明了，但是现代科学已经获得了一些让我们信服的证据。严格地来讲这还是一种“不正常”。是中枢神经系统功能“失衡”的结果。

首先看一下现实中的例子。电影《雨人》[2]中的主角“雨人”雷蒙德（Raymond，图10-2）的原型金·皮克（Kim Peek，1951—2009年，图10-3），严格地讲他不是一个典型的自闭症患者，而是较其有过之而无不及的，生活不能自理的严重智障患者，IQ测验成绩仅有87，医学诊断为典型智障。即使成年后仍然不能自己穿衣。然而他的大脑却像一个永远无法存满的超级硬盘。可以将超过12 000本书的内容全部记住，并随时能精确地讲出其中的

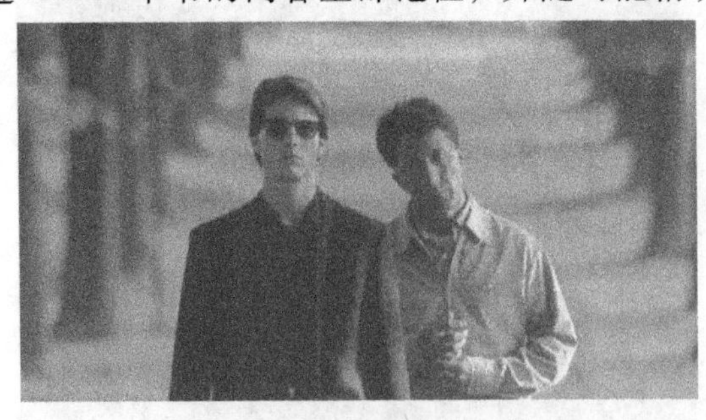

图10-2　电影《雨人》剧照

右侧为“雨人”雷蒙德，由著名演员达斯汀－霍夫曼扮演

图片引自：新浪科技“科学大院”微信公众号。

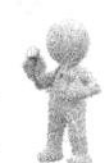

内容。当他在与人交谈的时候，会先问对方生日，然后说出生日那天世界上哪些国家发生过哪些大事，并且马上心算出对方60岁退休的确切日子，精确到那天是星期几。金·皮克成年后由父亲陪伴在全世界旅行来表演这些天赋（图10-4）。

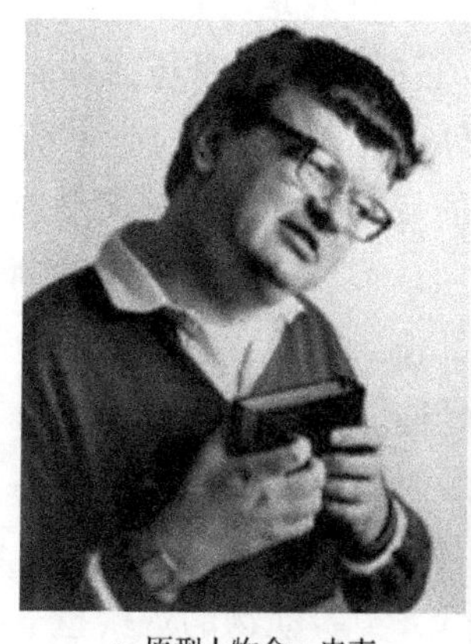

a 原型人物金·皮克

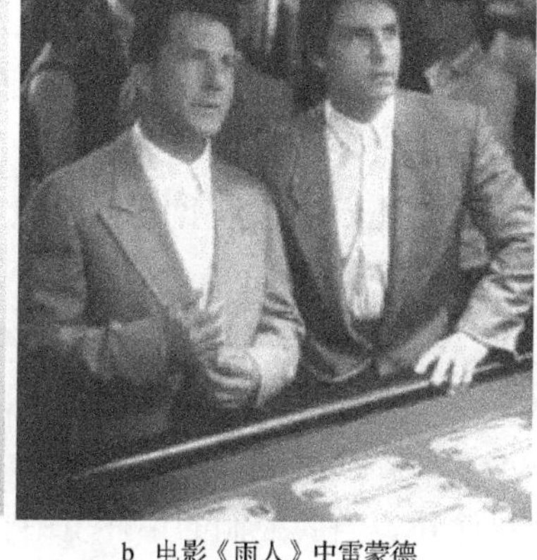

b 电影《雨人》中雷蒙德

图10-3　电影《雨人》中雷蒙德和其原型人物金·皮克

图片引自：https：//zh. wikipedia. org/wiki/金·匹克；新浪科技“科学大院”微信公众号。

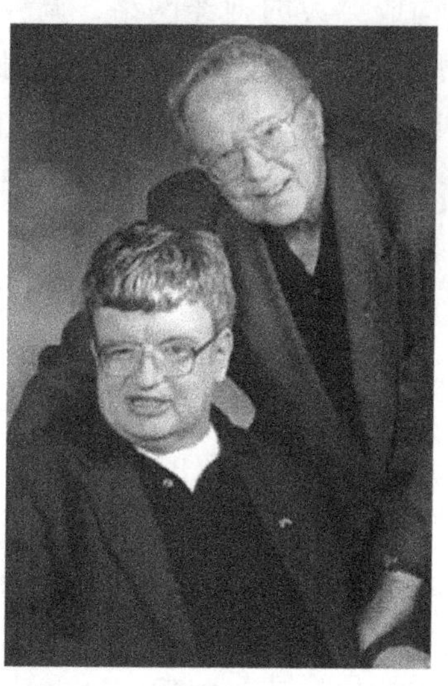

图10-4　金·皮克和父亲佛兰·皮克

图片引自：https：//www. wisconsinmedicalsociety. org。

后来，他突发心脏病去世了。这些表演内容都作为影像资料完整的保存下来，作为医生与科学家们研究的重要素材。也有了根据他的生前而拍摄的这部著名电影。

再看一下科研证据。尽管证据还远非全面，但似已有一定的规律了。很容易理解的是，智障型自闭症的神经病理基础可能是“低能”，如神经发育障碍。而较费解的是“超智”型自闭症。它的神经病理基础可能是所谓的“高能”，即因为早期神经发育异常，从而形成异于常人的非平衡的超连接神经微型回路，使得感官在外部刺激信号的接收、处理、记忆形成的过程中异常放大，让患儿感受的外部世界过于强烈，形成了难以忍受的刺激，甚至是厌恶，导致患儿过度情绪化。例如，一部柳云龙执导、主演的电视剧——《暗算》中的“听风者”阿炳极有可能就是这样的人。学者称此为“强化世界理论”（intense world theory）。[3] 此时，因为“高能”的大脑，患者感受的周围世界变成了难以接受的过度强化，因此，本能地为了自我保护，会“蜷缩”到一个可以自我控制的小环境中[3]。实验动物的观察也支持这种解释，例如，自闭症模型的大鼠对周围的环境的敏感度比正常鼠高，甚或恐惧[3]。

进一步微细地观察可能更加支持这种判断。神经元借由其的突起（称为突触）而相互联通，构成庞大的神经网络，调控着我们的感觉、运动、记忆与情感等功能。这张网络中大部分的兴奋性突触，都位于神经元树突上一种名为“树突棘”的微结构上，它们的形状有点像小蘑菇[4]。像果树生长过程中的修枝、整枝一样，在神经发育过程中，树突棘的修剪亦十分重要，而这对于大脑行使规律、正常的功能至关重要。在自闭症等发育性神经系统疾病中均可发现树突棘修剪的异常[4]。其结果可能是形成了一些功能回路的异常强大，而另一些则弱于正常。

这种失衡的证据还反映在参与神经活动的重要蛋白表达上。例如，中枢α-嵌入蛋白（α-chimerin）与神经回路的形成有关。一项来自日本的研究观察提示[5]，在该蛋白基因的敲除鼠，出现了非常强烈的“积极”反应，即与野生型鼠相比，其运动活性明显增高，成年后的学习能力也显著提升。但如果避开神经发育（神经回路形成）期，在成年敲除该基因，则不出现此表现。很明显提示该蛋白起的是“制衡”调节作用。应用到人体，该蛋白的异常低表达有可能是参与包括超强心算能力加其他自闭倾向的形成的重要因素。相信随着科技手段的不断更新，科研思路的不断深入，一定会有更

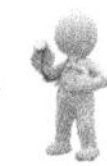

多类似的证据陆续出现，最终揭示机制，得到满意答案。

问题三：现在“干细胞疗法”这么热，为什么没把其列入主要章节，重点阐述？

答：要回答这个问题，首先要了解何为“干细胞疗法”？在回答这个问题之前，先要知道何为干细胞？干细胞（stem cell）即起源细胞。具有增殖和分化的潜能、自我更新及复制的能力。人体的干细胞有两种类型，一种是胚胎期的全功能干细胞（totipotent stem cell），可直接克隆发育成胚体。主要负责胚胎的发育；另一种是成体后的多功能干细胞（pluripotent stem cell），可直接复制各种脏器和修复组织[6]。主要负责组织和细胞的更新。

干细胞疗法是通过利用对干细胞进行体外分离、培养、定向诱导分化等，从而培养出一种全新的、正常的、更年轻的细胞、组织、器官等。通过特殊的移植技术移植到体内，代替那些正常或非正常死亡的细胞，从而恢复机体功能[7]。全功能干细胞涉及胚体的发育，有严格和棘手的伦理学问题。而现在所指的干细胞疗法即利用的成体后的多功能干细胞。

现在“干细胞疗法”大热的原因主要是因为，从理论上讲，干细胞可以转变成为任何一种成体细胞，包括心肌细胞，脑细胞，骨细胞等，被誉为“不老泉”（fountain of youth）。所以就为一些不可逆的病变、无法再生的细胞带来了希望。从干细胞被发现的那一天起，科学家们就幻想着如何用干细胞的转化来再生特定分化的细胞，修复受损的器官。但是要实现这样的理想，笔者认为需要满足以下条件。

1. 明确性

干细胞疗法的目的是要取代受损的机体细胞。目前已有的尝试包括，在血液性恶性肿瘤时用造血干细胞取代癌性血细胞；在帕金森氏病时用干细胞取代变性死亡的运动神经元等。也就是说，此疗法首先要有取代的对象。然而，具体到自闭症来讲，目前尚未能确定到底是否存在特定的中枢神经系统的，特定类型细胞的损伤性病变。因此，干细胞疗法就像一个持剑的勇士，茫茫四顾，尚不知刺向何方。

2. 可行性

明确了机体病变的部位和损伤的细胞，接下来就面临两个问题：其一，是否可以将干细胞安全输送至病变部位？其二，干细胞可否在病变部位顺利生长？因为其的生存亦受局部环境的影响。很显然，局部持续存在的导致细胞受损的因素对其是严重的威胁。到目前为止，唯一被大家公认的成功有效的干细胞疗法是大家熟知的骨髓移植，也就是造血干细胞（hematopoietic stem，HSC）移植。其克服了上述的移植途径和胞外机体微环境病理因素的影响。造血干细胞能够定植在患者的骨髓微环境中，重新生成健康的血液细胞，给白血病患者带来福音[6]。针对其他疾病的干细胞疗法尚处于科研或确定疗效的评估阶段。

3. 安全性

干细胞有向癌转化的风险，这已有个案报道。如哈佛医学院的医生在《新英格兰医学杂志》上报道，他们接收了一个 66 岁的患者，患者之前为了治疗缺血中风造成的后遗症，先后去了中国，阿根廷和墨西哥接受了包括间充质，胚胎和神经干细胞的经椎管注射治疗（stem-cell tourism）。然而经过治疗后，患者的卒中后遗症并无好转，却感到背疼，瘫痪和尿失禁。MRI 成像显示患者的脊柱有损伤，同时病理切片发现了高密度和异常增生的胶质细胞。更重要的是，DNA 指纹显示这些胶质细胞并不是自体的细胞，换句话说，这些呈现癌化特质的细胞是来源于注射到体内的干细胞。最终经过放疗，患者的肿瘤块减小了，背疼等症状也得到了缓解。[6-7]

另一个来自以色列的病例，一名 13 岁的男孩因头疼就诊，被查出脑部恶性肿瘤。而据病童父母讲，小男孩在 9 岁时患上了失调性毛细管扩张症（ataxia-telangiectasia），这种小儿病症会造成控制肌肉运动和语言能力的相关脑组织退化。于是绝望的父母带他去了莫斯科，先后 4 次接受了经颅和经椎管注射神经干细胞的手术。这次在以色列就诊时，距莫斯科的治疗已有 4 年了。以色列医生通过 MRI 成像和随后的活检，在脑中和脊柱中发现了神经胶质瘤。此后一系列的分子生物学实验更是从癌细胞中发现了外源细胞的存在，证明小男孩接受了至少两个不同人来源的神经干细胞。小男孩现在只能坐在轮椅上，更不幸的是，他还多了个癌症。[6,8]

正因为有着安全上的风险，任何走向临床的研究，特别是涉及干细胞疗法的，在各国的正常的医疗和科研渠道，都会被严格监管。

讲到此，相信读者已经明白，干细胞疗法从理论上看应该是有着好的应用前景的。但这很大程度上取决于生物技术的发展，特别是革命性的飞跃。具体到自闭症的矫治，其离实际应用的距离会更远。所以，没把其列入前面的章节，而放于此，就是要提醒读者，对于社会上的“热”，可以理性关注和期待，切不可盲目乐观。

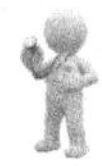

问题四：基因“魔剪”技术这么火，为什么也没把其列入主要章节，重点阐述？

答：自从人类发现染色体DNA序列上的突变（mutation）是某些疾病的病因后，一直在试图寻找有效的方法来矫正这些基因突变。这需要在干细胞上进行基因工程，采用基因敲除（gene knock-out）等基因编辑（gene editing）技术。通俗地讲就是把错误的遗传密码（碱基）切换成正确的。但是传统基因敲除技术虽然在研究阐明基因的功能方面发挥了重要作用，但操作过程较为烦琐，周期长，费时费力，不具备转入临床应用的前景。而2012年出现的CRISPR-Cas9技术则操作简便、快速、高效，呈现了可靠的临床应用的前瞻性。

CRISPR是clustered regularly interspaced short palindromic repeats的首字母缩略词。为细菌基因组中的一种特殊重复序列结构，全称为“成簇规律间隔的短回文重复序列”。由众多短而保守的重复序列区（repeat）和间隔区（spacer）组成。Cas 9是CRISPR-associated gene 9的简称，编码一种DNA内切酶，与CRISPR协同作用。这两种基因序列的功能合在一起，是细菌抵抗病毒入侵的免疫机制。简单的工作流程如下。

在病毒初次感染细菌后，在细菌基因组上形成病毒的“记忆序列”。这即间隔区序列，其起始端的3个碱基高度保守，对识别至关重要。称为“间隔区起始相邻段”（protospacer adjacent motif，PAM）序列（图10-5）。功能上可俗称为用以识别入侵病毒的“姓”；其后的序列则用来识别入侵病毒的“名”。间隔序列之间的重复序列区为功能性的基因座。基因座则执行后续的处理功能。间隔区被细菌俘获的外源DNA序列相当于细菌免疫系统的“黑名单”，当这些外源遗传物质再次入侵时，CRISPR/Cas系统就会予以精确打击。当同样的病毒再次感染细菌时，病毒RNA会与细菌基因组中的“记忆序列”形成特异且互补靶序列的引导RNA（guide RNA），并与细菌自身的Cas9核酸酶形成复合物，使原本非特异性的Cas9核酸酶活化，从而通过特异性切割双链DNA的作用，对感染病毒的DNA进行破坏，达到特异性抗病毒的免疫防御目的。[9-10]

利用上述机制发展出的CRISPR-Cas9基因编辑技术是通过设计与构建针对靶基因DNA序列（~22bp）互补的引（向）导RNA，并与Cas9核酸酶一起直接导入实验动物的生殖细胞，因特异性引导RNA的定位，Cas9核酸酶对靶DNA双链进行特异性切割，造成双链靶DNA的断裂，诱发内源性

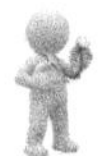

DNA 的非同源末端修复机制（non-homologous end joining，NHEJ），而修复过程则会引起 DNA 核苷酸的缺失或增加等错配，导致基因移码突变，实现基因敲除。如果需要对目的基因进行特定修饰（点突变，基因插入等），则要在 CRISPR 基因敲除构建策略的基础上，添加计划插入修饰的 DNA 片段（如已做好的点突变和基因插入等），从而达到对基因组上特定基因的插入和替换等遗传修饰（图 10–5）。[10]

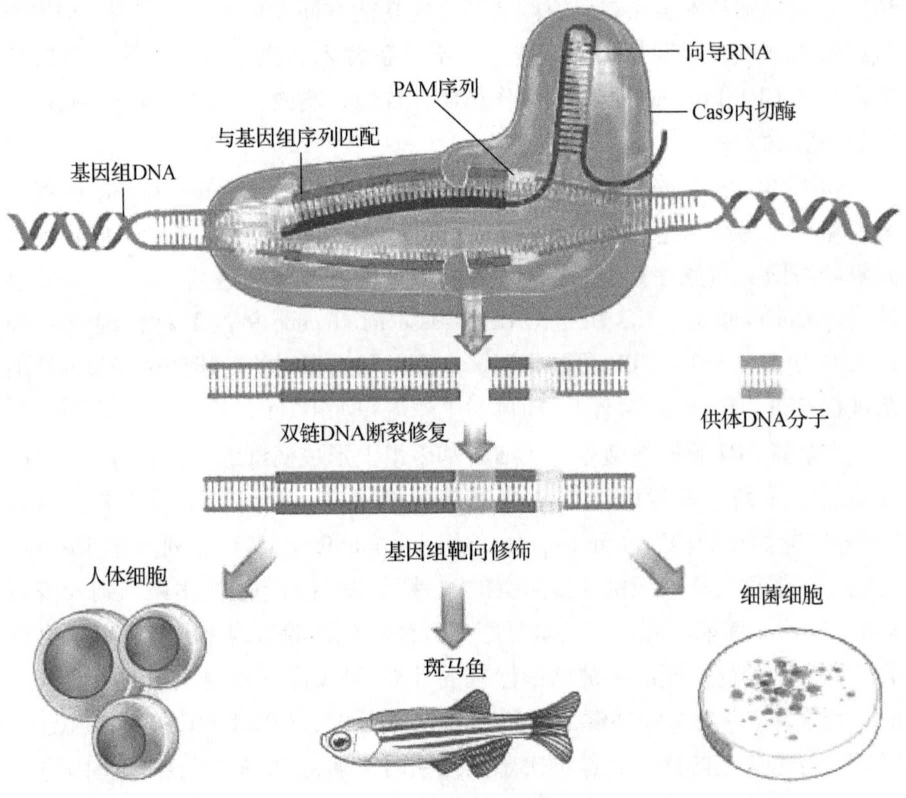

图 10–5　CRISPR-Cas9 系统定向基因组修饰作用机制

图片引自：上海南方模式生物研究中心和上海南方模式生物科技发展有限公司技术介绍。

因为该技术是在对细胞基因组 DNA 切割的基础上进行的基因修饰（如基因敲除、点突变、基因插入等），所以又俗称为“基因剪”。

和上面干细胞疗法的问题有相似性，其一，该项技术的应用首先要有明确的对象。所以现在已有报道的研究主要针对的是伴有自闭症症状的遗传性疾病，如 X 脆性综合征等，而非自闭症谱系障碍。因为后者目前来看有可

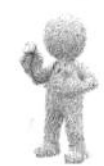

能主要是表观遗传学方面的改变，而涉及经典遗传学的变化尚需确定。其二，任何涉及基因改造的研究或方法，在用于人类上都会受到严格的监管，以免出现严重的后果。

（宋　为）

注　释

*达·芬奇，全名为列奥纳多·迪·皮耶罗·达·芬奇（Leonardo di ser Piero da Vinci，1452年4月15日至1519年5月2日），是欧洲文艺复兴时期的意大利天才科学家、发明家、画家、生物学家。现代学者称他为“文艺复兴时期最完美的代表”，是人类历史上绝无仅有的全才，他最大的成就是绘画，他的杰作《蒙娜丽莎》《最后的晚餐》《岩间圣母》等作品，体现了他精湛的艺术造诣。他认为自然中最美的研究对象是人体，人体是大自然的奇妙之作品，画家应以人为绘画对象的核心。

他是一位思想深邃、学识渊博、多才多艺的画家、天文学家、发明家、建筑工程师。他还擅长雕塑、音乐、发明、建筑，通晓数学、生理、物理、天文、地质等学科，既多才多艺，又勤奋多产，保存下来的手稿大约有15 000页。他全部的科研成果尽数保存在他的手稿中，爱因斯坦认为，达·芬奇的科研成果如果在当时就发表的话，科技可以提前半个世纪。[11]

参考文献

[1] 科学大院微信公众号．自闭症患者究竟是否有天才，如何看待这些天才？[EB/OL]．[2018－10－20]．http：//tech. sina. com. cn/d/i/2017-08-31/doc-ifykkfat3237228. shtml.

[2] 百度百科．雨人 [EB/OL]. https：//baike. baidu. com/item/雨人．

[3] MARKRAM K，MARKRAM H. The intense world theory：a unifying theory of the neurobiology of autism [J]. Front Hum Neurosci，2010，4：224. DOI：10. 3389/fnhum. 2010. 00224.

[4] 徐瑞哲．神经“修剪”分寸关乎自闭症发病 [EB/OL]. [2018－10－20]. https：//www. jfdaily. com/journal/2017-09-17/getArticle. htm？ id＝36273.

[5] IWASATO T，KATOH H，NISHIMARU H，et al. Rac-GAP alpha-chimerin regulates motor-circuit formation as a key mediator of EphrinB3/EphA4 forward signaling [J]. Cell，2007，130（4）：742－753.

[6] 王凯．干细胞治疗：天使还是恶魔？ [EB/OL].（2016－06－28）[2018－10－15].

http：//wap. sciencenet. cn/blog-282107-987365. html？ mobile = 1.

[7] BERKOWITZ A L，MILLER M B，MIR S A，et al. Glioproliferative lesion of the spinal cord as a complication of "stem-cell tourism" [J]. New England journal of medicine，2016，375 (2)：196 – 198.

[8] AMARIGLIO N，HIRSHBERG A，SCHEITHAUER B W，et al. Donor-derived brain tumor following neural stem cell transplantation in an ataxia telangiectasia patient [J]. PLoS medicine，2009，6 (2)：e1000029.

[9] 热点科普：五分钟看懂 CRISPR/Cas 技术 [EB/OL]. [2018 – 10 – 20]. http：//www. london-science. com/archives/220.

[10] 俞晓峰 . CRISPR 基因编辑技术应用研究进展 [EB/OL]. [2018 – 10 – 20]. http：//www. ebiotrade. com/newsf/2017-3/201731094703559. htm.

[11] 百度百科 . 达・芬奇 [EB/OL]. [2018 – 10 – 20]. https：//baike. baidu. com/item/达・芬奇 .

附录 A 基因编码蛋白全称及命名

基因名	全称（中文）	全称（英文）
AFF2/FER2	AF4/FMR2 家族成员 2/智障脆性染色体 2 蛋白	AF4/FMR2 family member 2/ fragile-X mental retardation 2 protein
ALDH1A2	1 型醛脱氢酶家族 A_2 亚型	aldehyde dehydrogenase 1 family member A_2
BMAL1	脑和肌肉 ARNT 样蛋白 1	brain and muscle ARNT*-like 1
CHD8	染色质 – 解旋酶 – DNA 结合蛋白 8	chromodomain-helicase-DNA-binding protein 8
CLOCK/CLK	时钟昼夜调节器	clock circadian regulator
CNTN4	接触蛋白 4	contactin 4
CNTNAP2	接触蛋白相关的类蛋白 2	contactin-associated protein-like 2
Cry1	隐花色素 1	cryptochrome1
CSMD3	CUB 和 Sushi 多域蛋白	CUB and Sushi multiple domains protein
Cyc	周期循环蛋白	cycle
DEC1/BHLHME40/BHLHB2	软骨细胞中分化表达蛋白 1	differentially expressed in chondrocytes1
DNMT	DNA 甲基转移酶	DNA methyltransferase
DRD_1	多巴胺 D_1 受体	dopamine receptor D_1
DYRK1A	双特异性酪氨酸磷酸化调节激酶 1A	dual specificity tyrosine phosphorylation regulated kinase 1A
FMR1	智障脆性染色体 1 蛋白	fragile-X mental retardation 1 protein

续表

基因名	全称（中文）	全称（英文）
GABRB3	γ-氨基丁酸A型受体的β亚单位	gamma-aminobutyric acid type A receptor beta3 subunit
HATs	组蛋白乙酰化酶	histone acetylases
HDACs	组蛋白去乙酰化酶	histone deacetylases
JARDlC	赖氨酸脱甲基酶5C	lysine demethylase 5C
MECP2	特异性甲基化结合蛋白2	methyl CpG binding protein 2
MAOA	单胺氧化酶A	monoamine oxidase A
NLGN3	突触细胞黏附分子3	neuroligin 3
NLGN4X	X染色体相连的突触细胞黏附分子4	neuroligin 4，X-linked
NRP2	神经纤毛蛋白-2	neuropilin-2
NRXN1	轴突蛋白1β	neurexin-1-beta
PAX6	配对框蛋白6	paired box 6
Per1	生物钟周期蛋白1	period circadian clock 1
PI3K	磷脂酰肌醇3激酶	phosphatidylinositol 3-kinase
PRKCB1	蛋白激酶C（β）	protein kinase C beta
PTCHD1	补丁区含子1	patched domain containing 1
PTEN	磷酸酯酶与张力蛋白同源物	phosphatase and tensin homolog
RORA	视黄醇受体相关的孤儿受体α	retinoic acid receptor-related orphan receptor-alpha
Se-GPx	谷胱甘肽过氧化物酶	glutathione peroxidase
SHANK3	富含脯氨酸突触相关蛋白2（Src同源3结构域及多重锚蛋白重复簇）	proline-rich synapse-associated protein 2 (SH3 and multiple ankyrin repeat domains 3)

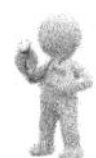

续表

基因名	全称（中文）	全称（英文）
SLC25A12	第25溶质载体家族第12成员	solute carrier family 25 member 12
STK39	丝氨酸/苏氨酸激酶39	serine/threonine kinase 39
Tim	生物钟永恒蛋白	timeless circadian clock
UBE3A	泛素连接酶E3A	ubiquitin protein ligase E3A

* ARNT：Aryl hydrocarbon receptor nuclear translocator，芳烃受体核转运蛋白。

（宋　为）

附录 B　常见生物医学技术（概念）和分析手段

在本书不同的章节中，会涉及一些生物医学技术和分析手段。限于各章主题的原因，对这些专门的技术和手段是不可能予以详细注解的。因此，为了使读者更好地了解其所在章节的内容，在此附录中一并汇总加以较详细的解释。

一、荟萃分析

概述：荟萃分析，又可称为“Meta 分析”。“Meta”派生于希腊语的前缀“μετά-”（英文是 meta-），字面意思是“在……之后”和“在……之外”。所以，Meta 分析是指稍后进行的更加综合的动作[1]。通俗地讲，即将以往的研究汇总再做综合分析。其内容是在综合以往数据的基础上，加以流行病学的探索和评价。即以原始研究的发现取代个体作为分析实体[1]。其产生的主要的理由有两点：其一，对于多个单独进行的研究而言，许多观察组样本过小，难以产生任何明确意见[1]。其二，在相当数量的单独研究过后，将它们综合起来的研究可能会发现过往结论的缺陷。

发展历史：纵观科学研究的历史，我们经常会遇到这样一个现象，即在大量发表的科学论文当中，对于同样的研究可得出如下 3 种趋势的结果：①完全相同；②部分相同；③截然不同。那么，到底哪一种是更接近事实的呢?

有鉴于此，Light 和 Smith 于 1971 年提出了一种分析的新概念[2]。指出应该在全球范围内收集对某一疾病各种疗法的小样本、单个临床试验的结果，对其进行系统评价和统计分析，将尽可能真实的科学结论反馈给社会和临床医师，从而促使推广真正有效的治疗手段，摒弃无效的，甚或是有害的方法[1]。

1976 年 Glass 将此概念正式命名为“荟萃分析”（Meta-analysis）[3]。具体实施是将前后多次不同研究组的研究已获得的结果，统合进行综合分析，

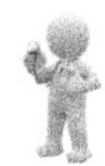

而非进行原始的研究；或更进一步，在已获得的结果的基础之上，加以分析作者的研究分析方法。总而言之，荟萃分析的目的是寻求对以往的研究结果更为客观的综合反映。

分析的类型：根据数据来源和分析所依据的数学模型基础的不同，可将其分为 3 类：①文献结果的荟萃分析（Meta-analysis based on literature，MAL）；②综合或合并数据的荟萃分析（Meta-analysis based on summary data，MAS）；③独立研究原始数据的荟萃分析（Meta-analysis based on individual patient data，MAP，IPD Meta-analysis）。

3 种类型的具体区别如下：MAL 的文献限于能检索到的已发表的研究，利用这些研究的结果合并进行分析；MAS 则是不仅要得到相关的发表文献的数据，同时还有作者进行的相关统计学数据的总结；而 IPD 荟萃分析除了要检索所有已发表的相关文献，还要寻找存在于各科学团体中的未发表的有关研究，在 MAS 基础上更进了一步[1]。

3 类分析的优劣：在这 3 类荟萃分析中，MAL 虽最简单，但其可让分析者快速了解以往所做研究的趋势。MAS 无疑则更上一层楼，对以往研究者所采用的分析方法做了总结。有了对以往数据更加精确的判断。而 IPD 所攫取的数据更加广泛，要求所有临床试验不管是否已经发表，必须能够从研究者处得到单个患者原始的，以及各效应指标的数据。所以更加接近真相。特别是我们不得不承认，因为有投稿审阅制度的存在，有统计学意义的阳性结果较阴性结果更易发表，而这可能会造成总结果的偏倚。所以 IPD 含有包括阴性结果在内的未发表数据，因此受有关偏倚的影响较小。当然，它会比 MAL 和 MAS 耗费更长的时间，以及人力和物力。

需要注意的问题[1]：使用时所应注意的问题取决于该分析的特点。首先，很直白的是，荟萃分析避免了单个小样本临床试验的局限性，从而使得分析的结果可能更为全面和可靠。然而，因为是纯粹的数学分析，而非实际实验数据的采集，因此人为因素亦可能会影响分析结果。其中包括试验的选择、研究终点的确定，试验同质性的认可程度等。标准化应是克服这些不利因素的唯一选择，即对于研究的设置，要形成同一固定的标准。正因为荟萃分析非实际采集数据，所以它不可能完全替代大型的单个的临床随机试验，它和后者应是相互补充、各取所长、相互验证的关系。

二、循证医学

概念：关于“循证医学”的概念，了解了其的“是”与“不是”，应该就清楚了。首先，它是“基于”或曰“遵循”临床证据的医学，英文为evidence-based medicine。所以也可译为“实证医学”。中心意思是指医疗决策应依据现有最好的临床研究基础做出，同时也重视结合个人的临床经验，还要考虑患者的价值与愿望。而不是以经验医学为主，即根据非实验性的临床经验、临床资料和对疾病基础知识的理解来诊治患者。它也不是要取代已有的临床技能、临床经验、临床资料和医学专业知识，而只是强调任何医疗决策应建立在最佳科学研究证据基础上[4]。

产生的背景依据：循证医学的出现，一般认为是基于两个方面的因素。其一，临床流行病学理论的建立和发展。临床流行病学的实质是数学模型的应用。而循证医学就实质而言，其方法与内容即来源于临床流行病学。通过运用数学模型对已存在的研究的大样本进行多因素分析、前景预测等。其二，医学科研手段的更新和发展，使得临床样本的分析更广泛和深入。

公认的循证医学的创始人有英国的科克伦（Archiebald L. Cochrane，1909—1988 年），美国的费恩斯坦（Alvan R. Feinstein，1925—2001 年）和萨科特（David L. Sackett，1934—2015 年）。他们皆是主要采用流行病学的方法来从事医学研究的。

证据的质量分级：这是循证医学的核心内容。治疗研究依据按质量和可靠程度大体可分为以下 5 级（可靠性依次降低）[5]：

一级：按照特定病种的特定疗法收集所有质量可靠的随机对照试验后所做的系统评价或 Meta 分析。

二级：单个的样本量足够的随机对照试验结果。

三级：设有对照组但未用随机方法分组的研究。

四级：无对照的系列病例观察，其可靠性较上述两种降低。

五级：专家意见。在没有这些金标准的情况下，可依此使用其他级别的证据作为参考依据但应明确其可靠性依次降低，当以后出现更高级别的证据时就应尽快使用。

局限性：循证医学的优势显而易见，即以充分的研究分析数据为依据。而非仅依赖过往的、非经量化性分析而得来的经验。然而，在应用循证医学时需注意以下因素。人体存在个体差异，而这有可能不完全适用以数学模型

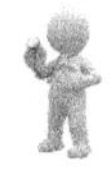

为基础的统计方法。如在系列病例观察中，尚有许多个体结果是介于阳性与阴性之间的“灰色地带”。因此，对他们的处理原则绝非是全或无的。

三、DNA 测序与测序技术

DNA 测序：是指通过特定的技术手段来分析特定 DNA 片段的碱基序列，也就是腺嘌呤（A）、胸腺嘧啶（T）、胞嘧啶（C）与鸟嘌呤的（G）排列方式。因为 DNA 测序技术的问世，从而导致了 DNA 指纹图谱技术的发展。后者在医学、法医学等的鉴定中具有无可替代的地位。

DNA 测序技术：到目前为止，DNA 的测序技术已经发展到了第三代。

第一代测序技术：第一代 DNA 测序技术是指 1975 年由英国的生物化学学家弗雷德里克·桑格（Frederick Sanger）和考尔森（Coulson）创立的“链终止法”[6] 和 1976—1977 年由阿伦·马克西姆（Allan Maxam）和沃尔特·吉尔伯特（Walter Gilbert）发明的“化学法（链降解）”[7]。其中，最常用的是链终止法，亦可简称为“Sanger 法”。

桑格法：是由两个原理构成的。一是 DNA 聚合链式反应（polymerase chain reaction，PCR）；二是双脱氧核苷酸（ddNTP）。在 PCR 反应中，dNTP 在 DNA 聚合酶的作用下聚合成 DNA 链。但当该反应遇到 ddNTP 时，由于双脱氧核糖核苷酸少了一个氧原子，因此，一旦它被加入到 DNA 链上，这个 DNA 链就不能继续增加长度。最终的结果是获得所有可能获得的、不同长度的 DNA 片段。将双脱氧核糖核苷酸进行不同荧光标记。最终 PCR 反应获得的总 DNA 通过毛细管电泳分离，跑到最末端的 DNA 就可以在激光的作用下发出荧光。由于 ddATP，ddGTP，ddCTP，ddTTP（4 种双脱氧核糖核苷酸）荧光标记不同，计算机便可根据颜色判断该位置上碱基究竟是 A，T，G，C 中的哪一个，这样就得出了碱基的排列顺序[8]。

链降解法：原理是对核苷酸的碱基特异性地进行局部化学改性，接下来在改性核苷酸毗邻的位点处 DNA 骨架发生断裂。切断相同的被标记 DNA 片段的不同位点将会得到不同大小的被标记片段。这些片段接下来可被凝胶电泳分离开来。按图 B-1 所示，即可推出 DNA 的碱基序列[7]。

第二代测序技术：亦称“大规模平行测序”。其仍以桑格法为原理；因为大规模集成电路电子计算机技术的发展而形成。测序的基本原理是边合成边测序。在 Sanger 等测序方法的基础上，通过技术创新，用不同颜色的荧光标记 4 种不同的 dNTP，当 DNA 聚合酶合成互补链时，每添加一种 dNTP

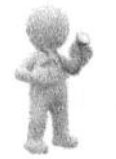

就会释放出不同的荧光，根据捕捉的荧光信号并经过特定的计算机软件处理，从而获得待测 DNA 的序列信息[9]。其特点是：不需要等到反应终了，再将终产物跑凝胶电泳。因此，更加省时、高效，降低了成本。也更加灵敏，并使得大样本长序列的测定更加容易、精确。

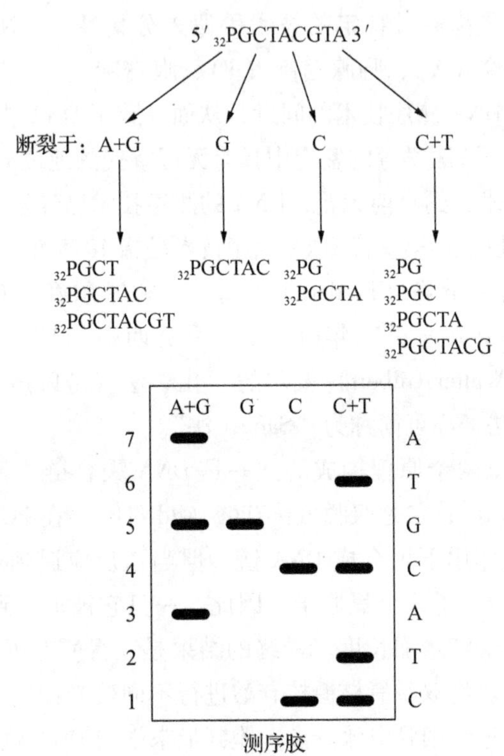

图 B-1　链降解法图解

图文引自：http：//www. taodabai. com/11608124. html。

第三代测序技术：亦称“单分子测序技术”。是指 DNA 测序时，不再需要经过 PCR 扩增，而可以对每一条 DNA 分子进行单独测序。第三代测序技术也叫从头测序技术，或称单分子实时 DNA 测序。测试仪器可通过荧光镜头读取信息。

单分子测序技术的原理是：4 种不同碱基的核苷酸可以标记不同荧光强度的荧光分子。当被标记的核苷酸掺入到 DNA 链中，显微镜可以实时记录荧光的强度变化，测试仪器借此读取不同碱基信息。而当掺入的核苷酸与 DNA 链形成化学键的时候，它的荧光基团就被 DNA 聚合酶切除，荧光消

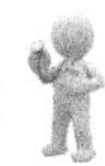

失。测试仪器即确定掺入的核苷酸已被合成在DNA链中。在荧光被切除之后，合成的DNA链和天然的DNA链完全一样。

实际上在显微镜实时记录DNA链上的荧光的时候，DNA链周围作为反应原材料加入的众多的荧光标记的脱氧核苷酸形成了非常强大的“杂音”荧光背景。这种强大的荧光背景使单分子的荧光探测成为不可能。因此，一种直径只有几十纳米的纳米孔就被发明用来固定单分子的DNA聚合酶。在这个小的孔内，排除了那些游离的众多荧光标记的脱氧核苷酸，消除了杂音荧光背景。共聚焦显微镜实时地快速地对集成在板上的无数的纳米小孔同时进行记录。

第三代测序技术的优点在于[10]：①反应速度是前两代技术无法相比的，其一秒可以测10个碱基，测序速度是化学法测序的2万倍。②一个反应就可以测非常长的序列。二代测序现在可以测到上百个碱基，但是三代测序现在就可以测几千个碱基。③测序的精确度非常高，达到了99.9999%。④也可直接测RNA的序列。既然DNA聚合酶能够实时观测，那么以RNA为模板复制DNA的逆转录酶也同样可以。RNA的直接测序，将大大降低体外逆转录产生的系统误差。⑤可直接测甲基化的DNA序列。原理是因为实际上DNA聚合酶复制A、T、C、G的速度是不一样的。以正常的碱基或者甲基化的碱基为模板，DNA聚合酶停顿的时间不同。根据这个不同的时间，就可以判断模板的碱基是否甲基化。

深度测序：实际是指第二代以后的测序技术。因为相对于第一代测序技术，第二、第三代技术以能一次并行对几十万到几百万条DNA分子进行序列测定为标志。故又称为“高通量测序技术”（high-throughput sequencing technology）。

又因为其相对于第一代技术有了根本的变化，故又称为“下一代测序技术”（“next-generation” sequencing technology）。

同时高通量测序使得对一个物种的转录组和基因组进行细致全貌的分析成为可能，所以又被称为深度测序（deep sequencing）。

四、全基因组相关研究

全基因组相关研究（GWAS）是指在人类全基因组图谱的范围内寻找出存在的序列变异（多指单、多点突变，亦可是片段的缺失、重复，序向错误等），与疾病做相关性分析，从中筛选出与疾病相关的变异基因[11]。而这正是目前基因改造工程的研究的成因。

有大规模集成电路电子计算机的发展做基础，第二、第三代 DNA 测序技术得以问世，从而借助高通量测序，使得人类基因组图谱得以实现，这是 GWAS 的物质基础。

五、菌落形成单位

菌落形成单位（colony forming unit，CFU），是一种可视性的、对细菌（或霉菌）数量和生成能力的量化评估。具体做法是将菌液接种在固体培养基（琼脂平板）上，经过一定温度和时间培养后形成一定数量的单个菌落，是计算细菌或霉菌数量的单位。菌落形成单位的计量方式与一般的计数方式不同，一般直接在显微镜下计算细菌数量会将活与死的细菌全部算入，但是 CFU 因为是计数的长出的菌落，因此理论上只计算的是活的细菌。[12]

（宋　为）

参 考 文 献

[1] 百度百科．荟萃分析［EB/OL］. https：//baike. baidu. com/item/荟萃分析．

[2] LIGHT R，SMITH P. Accumulating evidence：procedures for resolving contradictions among different research studies［J］. Harvard educational review 1971，41（4）：429－471.

[3] GLASS G V. Primary，secondary，and meta-analysis of research［J］. Educational researcher，1976，5（10）：3－8.

[4] 孙学军．循证医学证据及其他［EB/OL］.（2015－05－11）［2018－10－25］. http：//blog. sciencenet. cn/blog-41174-889414. html.

[5] 百度百科．循证医学［EB/OL］. https：//baike. baidu. com/item/循证医学．

[6] SANGER F，COULSON A R. A rapid method for determining sequences in DNA by primed synthesis with DNA polymerase［J］. Journal of molecular biology，1975，94（3）：441－448.

[7] MAXAM A M，GILBERT W. A new method for sequencing DNA［J］. Proceedings of the national academy of sciences of the United States of America，1977，74（2）：560－564.

[8] WIKIPEDIA. the free encyclopedia：Sanger sequencing［EB/OL］. http：//en. wikipedia. org/wiki/Chain_termination_method.

[9] 苏文霞．一代、二代、三代测序技术［EB/OL］.（2013－04－13）［2018－10－25］.

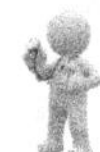

http：//blog. sciencenet. cn/blog-757603-679907. html.

[10] 百度百科．第三代测序技术［EB/OL］. https：//baike. baidu. com/item/第三代测序技术．

[11] 简建波．全基因组关联分析［EB/OL］.（2010－11－30）［2018－10－25］. http：//blog. sciencenet. cn/blog-491809-388923. html.

[12] 百度百科．菌落形成单位［EB/OL］. https：//baike. baidu. com/item/菌落形成单位．

后记

撰写该书之设想，或曰“动力”，源自两字：一为“缘”，二为“原”。按之逻辑常理，似应置“原”为前。然吾以为，相较于写作之“动机”（原动力）与达成之“目的”（成书）而言，“缘”犹如其间过江之桥、穿山之隧道。乃为重中之重。归曰，如缺此，皆全无也。

“缘”起

此缘是讲在力促吾成书之起念、定心、耕写前后所遇之“贵人”，容吾一一道来。

先父：老人家虽二十五载前已驾鹤西去，然其既平凡又传奇之一生，深深铭刻于吾之成长历程，更会伴吾奔向远方。他天资聪慧，虽祖父迫其辍学经商，断其财源；然其立志学成救国，独撑生活。虽谋生艰难，却无论大小考试，每每高中，令人惊叹。可以说，吾尚能坦然面对工作及生活之难题，即颇得先父正义、乐观、严谨等性情之“继承”。

慈母：一位资深眼科大家。吾兄妹三人以医为业，无疑是受母熏陶所致。她虽出身贵为“大小姐”，却历经坎坷，最终事业颇丰。不幸于二〇一四年突发脑出血，在手术引流出出血液化组织多达五十毫升的情况下，竟奇迹般地恢复了起来。她醒后第一句话竟是“我没事”！在如此严重之病情下，从无一天“坏脾气”，始终乐观、积极。于吾极为震撼。

立峰君：大名吴立峰，南方某著名院校之营养学博士。一位活力四射之“小伙”（虽其早已过二十佳龄，但相较笔者，无论年纪，还是神态，绝无它词更适）。初识该君时，吾远在加国蒙城，而他在国内，素未谋面。但经越洋微信通话及笔讯，已然在脑海中活生生跃出一位快人快语、雷厉风行的斗士来，且感染力极强（套用时下流行之俗语，可戏称为“忽悠”之巨能）。本人虽经年从事神经发育障碍性疾病的基础研究，颇具心得。但从未系统施用于自闭症之矫治。而立峰之计划既宏图诱人，又牵衔地气。深深地打动和吸引了吾。

耕弟：乃完整疗愈理论体系之创立人，著名眼病专家宋耕教授。凭借骨肉兄弟之便，加之皆具医学背景，使我们之间之交流畅顺无阻。尤为值得一提的是，他颇具海纳百川之性情，故我们之间每每难涩，甚或观点相左之探讨得以愉快结尾，硕果颇丰。

梅妹：便是吾最最心疼之小妹，杰出耳鼻咽喉头颈外科专家宋冬梅教授；乃历经美国名校爱因斯坦医学院深造，学成“海归”者也。小妹身聚二兄之优，独无所随之弱。非如众临床“工蜂”，乃情系科学探索。从本、硕直考，到海外博后凯归，载誉一路。不仅擅精医技，且功强研究。其最优特质乃为每遇难题讨论，只闻涓涓溪流潺潺，全不见崩裂山洪，电闪雷鸣。然顽石瞬间化粉，随风踪逝，化腐为奇。

英杰：乃女友。持海外大型综合医院妇儿护理之经，兼备营养品咨询、推广之厚得。吾因她始对专项营养补充制剂予以关注。其之特点为善入髓思，“炮制”难啃之问。“题”虽刁钻，“辩”虽赤烈，然事后皆证绝为关键之环，点睛之韵。

侄女及小女：小辈初长成。一为名美校临床营养学“大”博生，一为心理咨询之欧洲硕士。虽为晚代，但皆有繁多闪光之点。每与她们谈及专业，颇得“仙计”，获益匪浅。真谓“长江后浪推前浪，一代更比一代强”也。

“原”致

前段“桥梁”已述，现阐两端事详。“原”者，始能、动力也；“致”者，实施、达成也。

原动力：谈及此书写作“洪流”（动因），虽有诸多小溪汇聚，然可归为三支主源。其一，多年探究神经发育疾患之累积。忆经年历程，两次“偶遇”彼路标，才抵达此“驿”。一为十五年前因寻工缘故，偶踏入神经科学之域；二为八年前为制备衰老动物模型时，偶让所转基因提前表达，竟获意想不到之神经发育障碍表型，从此踏上探讨神经发育疾患之不归路。故以往“偶然”之转向收获了现今“必然”之果。其二，现今自闭症之严重发展趋势。自闭之病，呈逐年升势。已为国家层面远略之忧；亦是国民后代健康之虑。故干预及研究探索愈发迫切。其三，为国效力。吾孤悬海外多年，除之一副臭皮囊外，所幸尚具较丰技知，故愿散尽余热，报效母国。

致成：概括本书之内容，无外围绕两轴。一曰力呈自闭症之廓图；二曰尽现现今之矫治探索之进展与前瞻。希冀给读者带来一定收获。

（宋　为）